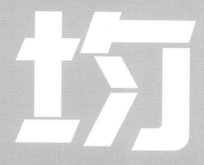

均衡

BALANCE

衡

代谢与营养自我管理

于康　李宁　编著

U0242230

中国轻工业出版社

图书在版编目（CIP）数据

均衡：代谢与营养自我管理 / 于康，李宁编著 . 一
北京：中国轻工业出版社，2023.9
　　ISBN 978-7-5184-3787-0

　　Ⅰ.①均… 　Ⅱ.①于… ②李… 　Ⅲ.①代谢病②临床
营养-营养学 　Ⅳ.①R589②R459.3

中国版本图书馆 CIP 数据核字（2021）第 268505 号

责任编辑：付　佳
策划编辑：翟　燕　付　佳　　责任终审：张乃東　　封面设计：伍毓泉
版式设计：悦然生活　　　　　责任校对：朱燕春　　责任监印：张京华

出版发行：中国轻工业出版社（北京东长安街6号，邮编：100740）
印　　刷：北京博海升彩色印刷有限公司
经　　销：各地新华书店
版　　次：2023年9月第1版第2次印刷
开　　本：710×1000　1/16　印张：12
字　　数：200千字
书　　号：ISBN 978-7-5184-3787-0　定价：49.80元
邮购电话：010-65241695
发行电话：010-85119835　传真：85113293
网　　址：http://www.chlip.com.cn
Email：club@chlip.com.cn
如发现图书残缺请与我社邮购联系调换
231358S2C102ZBW

大家可能都有这种错觉，认为在物质贫乏时期，营养不良的情况比较普遍，而现在，随着经济的腾飞和物质的极大丰富，人们的生活好了，已经不存在营养不良了。

其实，现代营养学对营养不良进行了重新梳理，发现营养不良不仅应包括营养不足，还包括营养过剩和营养不均衡，归根结底，可以统一理解为营养失衡。营养失衡直接导致代谢紊乱，进而影响人体的免疫系统，最终导致各种疾病。饮食失衡已经成为引发心血管疾病、糖尿病等代谢性疾病的首要因素。

门诊时，经常有这样的患者，他们是因为吃得不对，时间长了导致了慢性疾病，可他们并不知道，结果被其他科室的医生推荐来看营养科。这个时候才发现，自己的健康问题是因为营养失衡造成的。

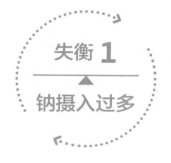

原因

特色腌制食品历史悠久，如臭鳜鱼、腊肠、酱板鸭、咸鸭蛋、咸鱼、腐乳；一些传统烹饪方式含盐量高，如红烧、酱香等

失衡 1

钠摄入过多

逆转途径

盐每天控制在5克内；茴香、芹菜等含钠量高的蔬菜少放盐；少吃腌制食品；多用清蒸、快炒的烹饪方式；炒菜最后放盐

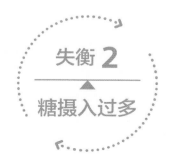

原因

戒不掉甜品、糖果、冰激凌等带来的幸福感；忽视隐形糖，如含糖饮料、调味品、糖醋类菜肴等

失衡 2

糖摄入过多

逆转途径

尽量不吃甜食；不喝含糖饮料；少用番茄沙司、烧烤酱等含糖调料；减少食用糖醋类菜肴

原因		逆转途径
错误的烹饪方式；嗜好油重饮食	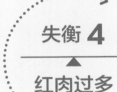失衡**3** 油摄入过多	适量吃油；吃好油，多买油酸含量高且亚油酸和α-亚麻酸比例均衡的油，如菜籽油、调和油等；提倡多用蒸、煮、炖、拌等少油烹饪方法，少吃油炸食品
认为吃肉更有营养、更有劲；喜爱肉食滋味	失衡**4** 红肉过多	控制红肉的量；适当增加禽类、鱼肉、大豆制品等的摄入
爱吃肉不爱吃菜；菜保存期短；上班族没时间做菜；没有吃水果的习惯	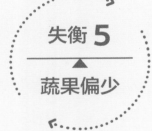失衡**5** 蔬果偏少	坚持天天吃蔬果；每天至少一餐自己做，至少安排一道素菜或荤素搭配的菜；合理安排日常饮食
不习惯喝奶；乳糖不耐受	失衡**6** 奶类偏少	选择酸奶或舒化奶；饮奶时，少量多次、不空腹饮用；尝试其他奶制品，如奶酪

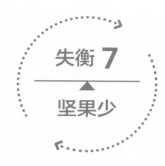

原因

不习惯吃坚果；牙口不好

失衡 7

坚果少

逆转途径

适当补充；吃原味的，避免盐炒、糖焗和过油

原因

追求更好的口感；谷物加工企业片面追求"白精美"

失衡 8

吃得太精细

逆转途径

增加粗粮摄入，多选择全谷物；国家层面通过产业政策、产品标准等加以引导

有一本指南大家都应该熟悉——《中国居民膳食指南》，这是我们国家的"饮食宝典"，在不均衡饮食成为大多数疾病的危险因素、病因的今天，这本指南更应该成为预防疾病、控制疾病的宝典。

1989 年，第一版《中国居民膳食指南》正式发布，随着中国居民食物消费和膳食营养的不断变化，中国营养学会对膳食指南不断进行修订、更新、调整。

2016 年，《中国居民膳食指南》第四版发布，"平衡膳食、均衡营养"的概念被特别强调和突出，这是因为近 10 年来，中国经济腾飞、处于转型期，而中国居民营养摄入处于严重失衡的状态，慢性病人数激增。

2021 年，《中国居民膳食指南科学研究报告（2021）》发布。报告认为，不合理膳食是国人慢性病发生率居高不下的主要因素，强调关注均衡的膳食模式往往比聚焦单一食物、单一营养素要更有效。

2022 年，《中国居民膳食指南（2022）》第五版修订形成，鼓励科学选择食物，追求终身平衡膳食，预防或减少膳食相关慢性病的发生。

越是食物充足的年代，均衡膳食越有现实意义。这是因为，食物欠缺时，人们只有一个烦恼，就是千方百计想办法吃饱。而当食物极大丰盛时，如果不能均衡饮食，很容易引发身体代谢方面的问题。

希望通过分享均衡饮食的理念，让每一个人都能收获力量、智慧和健康！

目录

PART 3

饮食平衡，
搞定 6 大常见代谢紊乱

PART 4

代谢紊乱的终极产物
恼人的代谢综合征

PART
5

高质量睡眠，
提高身体代谢

PART
6

粉碎朋友圈里关于
代谢与营养的谣言

代谢就像日出日落，
周而复始

代谢与营养：
一次食物的奇幻漂流记

当大家大快朵颐享受着各种美味时，是否有人会好奇食物在人们的体内经历了怎样神奇的历程呢？下面，就让我们跟随一颗草莓来探寻它在人体内的奇幻旅程吧。

开启旅程前，我们先来了解一下食物如草莓，在人体内旅行停靠的各个站点。本次旅行的起点为口腔，途经咽部、食管、胃、小肠、大肠，最后到达终点肛门，草莓残渣由此排出体外，这样食物就完成了全部的旅程和使命。

人们吃进去的肉块、面条、米饭、硬脆的蔬果等，经过口腔的咀嚼、胃的研磨形成了食糜。消化腺向消化道分泌消化液，再对食物进行化学性改变，这样才能变成营养被人体吸收。也就是说，整个过程就像西天取经，食物需要在各个不同的地方经历不同的"磨难"，才能变成真正的营养为人体所用。

开始漂流啦

口腔
被牙齿、唾液狠狠"蹂躏"一通

食管
食管就像一个大滑梯，食物顺着滑梯滑到下一站

贲门
贲门位于胃的入口处，贲门太松或太紧，都容易导致食物反流别小看贲门，没有它，胃里的食物很容易逆流而上

胃
胃就像一个大型的食物储藏室，一天能分泌约2升胃液，胃液的分解能力超强，再配合胃部蠕动，可以把食物分解掉

大肠
吸收水和电解质，将不消化的食物残渣加工成粪便

小肠
小肠有消化和吸收的功能，完全摊开长6~8米，表面布满了绒毛

肛门
粪便排出体外，完成最后的旅程

如何保证代谢的旅途畅通无阻

有时候由于最后一站"游客"众多，且出口不时常开放，经常会出现"堵车"现象，也就是我们所说的便秘。

到底应该怎么做才能保证每天都"畅通无阻"？不会出现让人苦恼的便秘呢？一天没大便是得了便秘吗？

要想知道一天没大便是不是得了便秘，我们可以从便秘的特征来判断：与正常情况相比，排便次数是不是减少了？大便干不干结？排便是否费力？如果有这些症状，并且持续超过 6 个月即为慢性便秘。

除了上面的判断方法，还可以用"布里斯托大便分型"的办法判断自己是不是便秘。正常的大便呈香蕉状，比较软，表面光滑。大便干硬或者呈坚果状都要注意啦！当然，如果大便太软，也要适当注意！

布里斯托大便分型

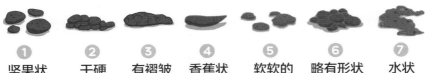

❶	❷	❸	❹	❺	❻	❼
坚果状	**干硬**	**有褶皱**	**香蕉状**	**软软的**	**略有形状**	**水状**
硬邦邦的小块状	比较硬，多个小块连在一起像香肠	表面布满裂痕，也像香肠	比较软，表面光滑像香蕉	比较软的半固体，边缘较光滑	没有固定外形，像粥	没有任何固体，像水

便秘 ——————→ 正常 ——————→ 腹泻

为了预防或减轻便秘，平时应该注意什么

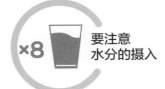

要注意水分的摄入

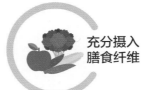

充分摄入膳食纤维

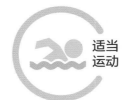

适当运动

每天都要摄入至少 8 杯水（1500~1700 毫升）。特别是早上起床后喝一杯温水，可以帮助清理肠道。

粗粮、蔬菜、水果每天都要吃够，其富含的膳食纤维可以帮助我们清理肠道垃圾。

适当运动不仅可以强健体魄，还可以帮助肠道蠕动，促进排便。

代谢
决定身体健康

年龄增加，基础代谢变慢

你看看身边的人是不是有这样的规律？20多岁的人，吃得多也不易发胖，而到了40岁以后，即使吃得不多，也开始变胖了，可能也包括你自己，这究竟是为什么？

这是因为你的代谢变慢了！

年龄是影响代谢的重要因素，青壮年时期，人体的基础代谢是最高的，一般在30岁之后开始逐步下降，这种情况在女性35岁前后，男性40岁前后下降比较明显，这也是中年以后容易发胖的原因之一。

这里我们讲的代谢指的是基础代谢。基础代谢是指人在清醒安静的状态下，不受肌肉活动、环境温度、食物及精神紧张等影响时的能量代谢。基础代谢需要根据体成分测定瘦体重进行计算。

基础代谢（男）=
66.47+13.75×体重（千克）+5.00×身高（厘米）-6.76×年龄（岁）

基础代谢（女）=
655.10+9.56×体重（千克）+1.85×身高（厘米）-4.68×年龄（岁）

注：上述公式是用 Harris-Benedict 多元回归方程式来计算的，参考人民卫生出版社《营养与食品卫生学》一书。

这里根据公式计算出来的结果只是一个参考值，对应到个人，不仅要考虑其身高、体重、年龄，还应考虑其是否有内分泌问题等。

那么为什么基础代谢会变低呢？除了上面提到的身高、体重、年龄、内分泌，还有没有其他原因影响基础代谢呢？

当然有！

经常熬夜

人体睡眠的时候会分泌生长激素，生长激素会促进人体的新陈代谢。当睡眠不足时，会影响生长激素的分泌，人体的基础代谢就会变低。需要注意的是，生长激素并不是睡着了就会分泌，它在晚上 9 时到次日凌晨 3 时分泌最多，错过了分泌高峰，就会影响细胞的新陈代谢，从而加快衰老。

过度节食，肌肉流失

当摄入的热量变少，人体就会进入自我保护模式，类似于手机的"节能模式"，此时的机体以最低的热量维持生命的基本运转。如果继续节食，肌肉持续减少，人体会以更低的热量维持基本的生命活动……长此以往，后果可想而知。

代谢失衡，慢性病缠身

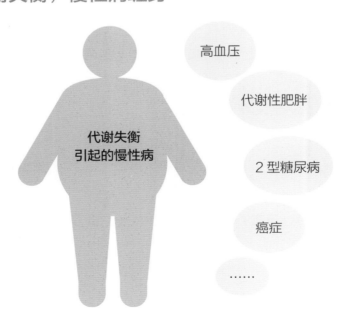

代谢失衡
引起的慢性病

高血压

代谢性肥胖

2 型糖尿病

癌症

……

高血压

高血压与不健康的生活方式有关——有的人不节制饮食、饮食重盐重油，有的人每天打牌到深夜，有的人吸烟酗酒……管不住嘴，迈不开腿，身体发福，日积月累，代谢失衡，高血压就不期而至。

代谢性肥胖

肥胖已经成为当今社会整个人类面临的一个重大难题，在众多的肥胖类型中有一种肥胖让人匪夷所思。如果只看身高、体重，这类人群是符合标准的，但由于不良生活习惯或遗传、药物、疾病等因素，导致自身代谢功能出现异常，脂肪不能正常代谢分解、在体内堆积。换句话说，同样的食物，吃得和别人一样多甚至更少却依然控制不住体重疯长。这是为什么呢？导致这种情况的原因可能有以下几个：基础代谢低、睡眠不足、缺少运动、饮水量不够、饮食无节制等。

2 型糖尿病

世界卫生组织将糖尿病分为四类：1 型糖尿病、2 型糖尿病、妊娠期糖尿病、其他类型糖尿病。2 型糖尿病是最常见的糖尿病类型，大部分成人都属于 2 型糖尿病。这类人群体内产生胰岛素的能力并没有完全丧失，主要是因为出现了胰岛素抵抗，导致胰岛素的作用效果变差，即胰岛素的相对缺乏，其发病多与遗传和环境因素有关。大多数 2 型糖尿病患者易出现肥胖，即便是看着不胖的患者，腹部也会堆积脂肪。

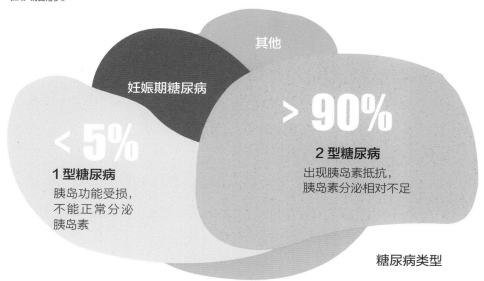

其他

妊娠期糖尿病

< 5%

1 型糖尿病
胰岛功能受损，
不能正常分泌
胰岛素

> 90%

2 型糖尿病
出现胰岛素抵抗，
胰岛素分泌相对不足

糖尿病类型

癌症

电影《超体》里有这样一句话："细胞在适宜的环境下选择繁殖，在不适宜的环境下选择永生。"这种说法倒是和癌细胞的生长很像。其实每个人体内都有癌基因，只是有的人在一些特定环境因素下促使了这种癌基因的表达，也就是说，同一家族的人即便含有相同的癌基因，因为生活环境的差异，有的人患癌，有的人也不一定会患癌。

那么，如何通过饮食来预防癌症呢？

世界癌症研究基金会和美国国家癌症研究所发布了关于生活方式和癌症预防的专业报告，即《膳食、营养、身体活动与癌症：全球视角（第三版）》。这份报告根据全球最新的研究证据，提出了以下 8 条预防癌症的建议。

1 保持健康体重。控制体重，使体质指数（BMI）保持在 18.5 ~ 24.9 千克 / 米^2，或者腰围不超过 90 厘米（男性）/ 85 厘米（女性）。而且尽量让体重接近健康体重范围的最低值，避免体重增加。

2 积极参加运动。每天进行中等强度的身体活动 45 ~ 60 分钟，对于 5 ~ 17 岁人群，则建议每日中到高强度活动累计达 60 分钟；减少静坐时间。

3 多吃全谷、蔬菜、水果和豆类食物。每日至少从食物中摄入 30 克膳食纤维、5 种或以上非淀粉蔬菜和水果。

4 限制食用快餐类食物和其他富含糖、脂肪的食物。

5 限制食用红肉和其他加工肉类，每周吃红肉不超过 500 克。

6 限制摄入含糖饮料。为了满足机体对水分的需求，最好饮用水、茶或不加糖的咖啡。

7 限制饮酒，最好不饮酒。

8 机体的营养需求建议从每日的饮食中获取而非膳食补充剂，特殊人群除外，如备孕女性需要补充铁和叶酸，婴幼儿、孕妇和哺乳期女性应补充维生素 D。

代谢停止，
生物体解体

代谢是新陈代谢的简称，是新物质代替旧物质的过程。新陈代谢包括物质代谢和能量代谢两个方面。

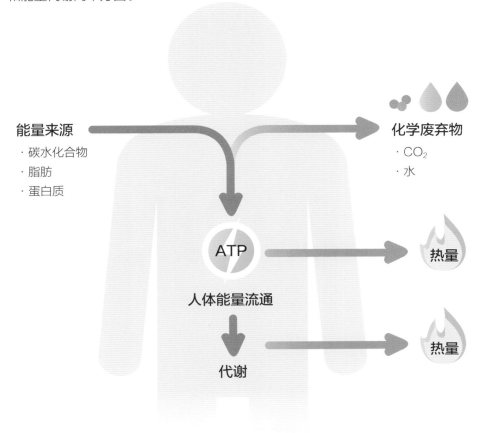

能量来源
- 碳水化合物
- 脂肪
- 蛋白质

化学废弃物
- CO_2
- 水

ATP

人体能量流通

代谢

热量

热量

在新陈代谢过程中，既有同化作用，又有异化作用，同化作用又称为合成代谢，是生物体从外界获取营养物质并将其变成自身组成物质、储存热量的过程；异化作用又称为分解代谢，是指生物体将自身原有的部分组成物质分解，释放热量，并把分解终产物排出体外的过程，比如细胞呼吸。

了解了这些概念，我们就不难理解人体是如何生长的，人体生长的过程其实就是新陈代谢的过程，合成代谢总体大于分解代谢。如果分解代谢大于合成代谢，人体会逐渐走向衰老，直至生命终止。

人体为什么会衰老

关于这个问题，科学界一直流传两种说法，一种是自由基学说，一种是端粒学说。

自由基学说

自由基学说是德纳姆·哈曼（Denham Harman）在 1956 年提出的，衰老过程中的退行性变化是由于细胞正常代谢过程中产生自由基的有害作用造成的。

通常把异常活泼的带电原子或基团称为自由基，自由基因为含有未配对电子，表现出高度的反应活性。生物体衰老的过程是机体的组织细胞不断产生自由基的结果。

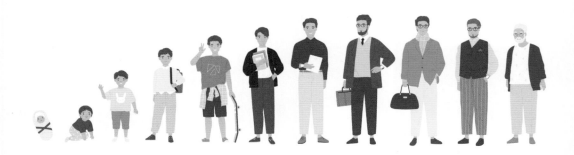

自由基是正常代谢的中间产物，自由基有很强的氧化作用，可以分解人体内的有害物质，但过多的自由基也会损害细胞膜，还能使蛋白质、核酸等生物大分子交联，影响其正常的生理功能。

正常情况下，人体有些酶可以清除过量的自由基，使自由基的总量处在一个动态平衡状态。但是当自由基产生过多，或者人体出现清除障碍，这种动态平衡就会被打破，没有被清除的自由基就会在人体堆积，从而引发一系列反应，如自由基与不饱和脂肪酸、酶、蛋白质生成氧化物，这些反应可以引起酶失活、膜损伤，甚至有可能使 DNA 突变，进而诱发各种衰老现象的发生。

自由基不稳定时，遇到抗氧化剂以后，抗氧化剂就会给予自由基一个电子，这样自由基就不会再去抢夺其他生物大分子的电子，变成较为稳定的化合物，即能够"清除"自由基。

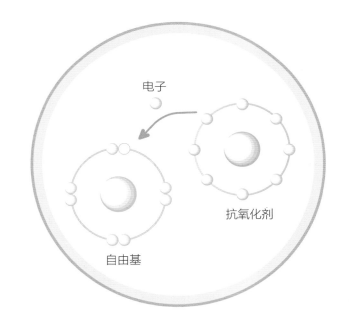

电子

抗氧化剂

自由基

端粒学说

端粒学说由奥洛夫尼科夫（Olovnikov）提出，端粒学说认为细胞每次分裂都会因为 DNA 聚合酶的功能障碍而不能安全复制染色体，导致最后复制的 DNA 序列部分丢失，细胞衰老死亡。端粒位于真核生物染色体的末端，扮演着维持染色体结构完整性的角色。

目前大多数研究表明，细胞衰老可能和端粒、端粒酶的活性有关。前些年有很多关于寿命的研究，认为"细胞寿命与端粒长度有关"，甚至脾气不好、长期高压工作等都会影响端粒长度。然而近年来，端粒学说的受关注度慢慢降低，因为人们发现越来越多的疑问不是端粒学说能解释的。比如：为什么小鼠的端粒比人类长5~10倍，寿命却不足人类的1/10；还有关于父亲年龄与孩子端粒长度的研究，一般情况下，父亲的年龄越大，孩子体细胞端粒也越长，但是这些孩子的寿命并没有比年轻的父亲生下的孩子寿命更长。这大概是因为细胞的寿命无法决定机体的寿命的缘故。

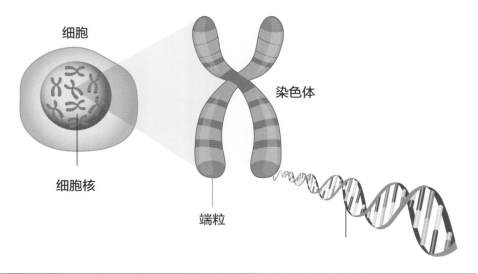

细胞

染色体

细胞核

端粒

延伸阅读　大自然最美的解体仪式——鲸落

你知道鲸落吗？那是大海赋予鲸鱼的仪式。"一鲸落，万物生"更是鲸鱼留给大海最后的温柔。鲸鱼正常情况下的寿命是50~100岁，而鲸鱼死亡之后，代谢停止，生命活动终止，机体开始在微生物等的作用下分解，为附近的乌贼、章鱼等提供长达4~24个月的食物，当鲸鱼只剩下骨骼以后，会以礁岩的形式为其他海洋生物提供聚居地，生物学家赋予这个过程以"鲸落"之名。

鲸鱼也由此继续供养深海的生命系统长达百年。生于海，长于海，归于海，隐于海。

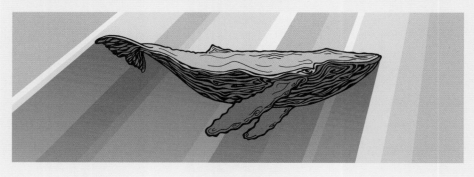

促进代谢，
回归健康

增强代谢，有助于控制体重

我们都知道，不同的运动量会使人体消耗不同的热量。但其实每个人在静止状态下消耗的热量（可以粗略看作为基础代谢）也是不一样的。如果能够增加静止状态下的热量消耗，对于控制体重十分有利。青春期是人体基础代谢最活跃的时候，而中年期的基础代谢能力开始下降，这也是身边很多人到了四五十岁就开始发福的原因之一。

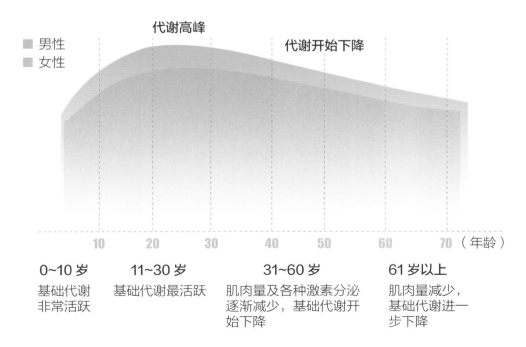

■ 男性
■ 女性

代谢高峰

代谢开始下降

10　　20　　30　　　40　　50　　　60　　　70（年龄）

0~10 岁	11~30 岁	31~60 岁	61 岁以上
基础代谢非常活跃	基础代谢最活跃	肌肉量及各种激素分泌逐渐减少，基础代谢开始下降	肌肉量减少，基础代谢进一步下降

如何促进热量消耗、提高基础代谢

日常生活中，大家可以通过加强运动，尤其是适当的抗阻训练，以增加骨骼肌的含量。另外，多喝水，保证充足的睡眠，也都能帮助更好地促进人体新陈代谢，减少脂肪含量，改变体成分，促进基础热量消耗，从而提高基础代谢。

高强度间歇式锻炼（HIIT）

运动是提高基础代谢的有效方法，代谢差的人看上去肤色暗淡、精神不佳，而经常运动的人一整天都能保持精力充沛。高强度间歇式锻炼是指在运动中高强度（通常是 60 秒）和中低强度（通常是 20 秒）交替进行的运动方法，比如 60 秒的冲刺跑与 10 ～ 20 秒的原地踏步交替进行，整个过程持续 4 ～ 30 分钟。

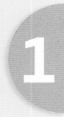

多喝水

脂肪是生物大分子，需要在水和酶的作用下才能分解成最终产物——二氧化碳和水，所以脂肪代谢需要水分。另外。多喝水也可预防便秘、缓解疲劳。

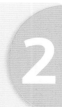

保证充足的睡眠

肝脏是体内主要代谢器官，也是各种物质代谢的中心。肝脏最佳排毒时间是晚上 11 点到凌晨 1 点，如果长期熬夜晚睡，对肝脏的伤害是不可逆的。所以一定要早睡早起，保证充足的睡眠。

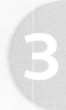

人缺乏的不是营养，
而是平衡的艺术

我们为什么会失衡

告别漫长的饥饿史

中国人不管走到哪里，都喜欢用"吃了吗"打招呼，这句看似普通的问话，其实包含了很深的历史渊源，因为吃得饱是古代中国人长期的梦想。

我国古代是农业社会，基本上是靠天吃饭。如果遇到大灾大难，老百姓就要挨饿。毫不夸张地说，饥饿曾长期伴随着中国人。我们都知道"春种一粒粟，秋收万颗子"，下面的两句却是"四海无闲田，农夫犹饿死"。

实际上，我们中国人能普遍吃饱饭，也不过最近几十年的事情。随着现代科学、农业技术、农作物产量、生产方式的变化，人类的食物越来越多，而且没有季节性的限制。面对丰饶的食物，我们迷失且失控了。

报复性暴饮暴食

饥饿是一种情绪，由大脑下丘脑自发控制，下丘脑含有传感器，会探测血液中脂肪、蛋白质和碳水化合物的水平，当这些成分少于平时的比例时，人体就会产生饥饿感，自我意识无法左右其产生。需要注意的是，当我们已经变胖一段时间后，下丘脑会自动认为变胖后的物质所需才属于正常值。而这种饥饿感是很难控制的情绪体验。

当你工作一天、忙到没时间吃饭、饥肠辘辘的时候，最大的心愿是什么？绝大多数人估计都是大吃一顿，好像不这么做，不足以平复身心的疲惫。

有些人晚上 12 点的时候饿了，想吃点东西，但还是强行忍住。结果半夜 2 点被饿醒了去煮方便面吃。

为了减肥，连着三天饿了吃黄瓜、渴了喝白开水，第四天忍不住了，跑去火锅店大吃特吃了一顿。

…………

对国人而言，从漫长的饥饿史中跋涉而来，大吃一顿的愿望更是迫切，也更符合动物天性，不同的是，人们不仅要大吃一顿，还顿顿大吃。而同时，交通方式的改变和城市化的加剧导致人们的体力活动锐减，超重和肥胖成为逐渐凸显的社会问题。其根本原因是摄入的热量与消耗的热量之间严重失衡，热量过剩了。

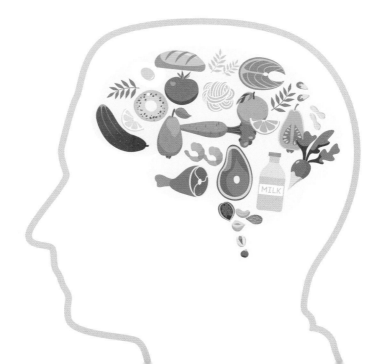

失衡带来的健康隐患

神经系统疾病

肥胖会引起大脑体积缩小，灰质萎缩，部分脑区如额叶、海马、丘脑也存在明显萎缩现象。而且体质指数越高，大脑体积缩小的速度越快。

心血管疾病

肥胖者冠心病发生率为正常体重者的5倍。45岁后，死于心功能不全的肥胖者比正常体重者高近1倍，脑梗死的发病率比正常体重者高出1倍。

呼吸系统疾病

肥胖可累及呼吸系统，生活中常见的阻塞性睡眠呼吸暂停低通气综合征（OSAHS）等疾病的发病率和并发症都与超重、肥胖有一定关系。

骨关节疾病

肥胖会加重关节负担，诱发骨性关节炎、痛风性骨关节病等。

妇科疾病

女性的体重若过高，容易导致排卵障碍或生育力低下。肥胖也与多囊卵巢综合征密切相关。此外，肥胖还会增加子宫内膜癌的风险。

癌症

肥胖会提高某些肿瘤的发病率，如乳腺癌、子宫内膜癌、大肠癌、胰腺癌等。

平衡，从节制饮食开始

"喜欢是放纵，爱是克制"，这是电影里的一句经典台词。我们对待身体的态度同样遵循这一原则，放纵或许带来一时的快乐，而节制才能产生长久稳定的幸福。适当地断食或控制食量，可以降低餐后血糖水平，对于延缓衰老、预防疾病具有积极意义。

肝脏疾病

肝脏作为物质代谢中枢和热量储库，最容易因代谢应激发生损伤。肥胖及其相关代谢综合征——非酒精性脂肪肝会促进其他慢性肝病纤维化的进程，增加肝硬化和肝癌的发生风险。

糖尿病

肥胖容易诱发糖尿病。因为肥胖者体内堆积大量的脂肪细胞，脂肪细胞对胰岛素不敏感，会产生胰岛素抵抗。换句话说，就是肥胖者体内的胰岛素相对不足或不能很好地发挥作用，容易发生糖代谢紊乱，从而诱发 2 型糖尿病。

一日三餐，
都应参考膳食宝塔

盐 **< 5** 克
油 **25~30** 克

奶及奶制品 **300~500** 克
大豆及坚果类 **25~35** 克

动物性食物 **120~300** 克
每周至少 **2** 次水产品
每天 **1** 个鸡蛋

蔬菜类 **300~500** 克
水果类 **200~350** 克

谷类 **250~300** 克
全谷物和杂豆 **50~150** 克
薯类 **50~100** 克

水 **1500~1700** 毫升

前面大家了解到，营养失衡会带来各种健康威胁，营养均衡是健康的基石。"营养均衡"对大多数人来说是一个宽泛的概念，属于"道理我都懂，可是不知道该如何做"的类型。

其实，营养均衡主要是通过膳食搭配来满足人体所需的热量和各种营养素，日常饮食要保证热量和各种营养素含量充足，种类齐全，比例适当，确保供给的营养素与机体的需要保持平衡。中国营养学会给出了营养均衡的具体标准——中国居民平衡膳食宝塔（2022），此宝塔结合中国居民膳食的实际情况制定，目的在于把指南的各项原则用简单的形式表现出来，更直观、更方便大家践行。

图解一日所需的食物

谷类 200~300 克

75克
馒头
（50 克面粉）

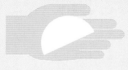

半个手掌可以托住，五指可以
抓起的馒头，约 **75** 克

125克
米饭
（50 克大米）

11 厘米（3.3 寸）

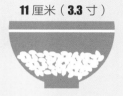

标准碗半碗米饭，约 **125** 克

薯类 50~100 克

100克
土豆

11 厘米（3.3 寸）

生土豆去皮切块后，
标准碗大半碗，约 **100** 克

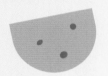

成人拳头大小的土豆
约 **100** 克

蔬菜类 300~500 克

100克
菠菜

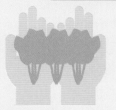

一捧菠菜（约 **3** 棵）

100克
油菜

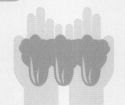

一捧油菜（约 **3** 棵）

100克
芹菜

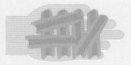

单手捧的芹菜段

80克
洋葱

手心托半个洋葱

70克
胡萝卜

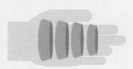

单手捧的胡萝卜块

50克
香菇

手掌放 **2** 朵鲜香菇

动物性食物 120~200 克

每周至少 **2** 次水产品

50 克
瘦肉
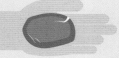

手掌厚度、一手掌的瘦肉

50 克
三文鱼
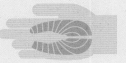

手掌厚度、一掌心的三文鱼

每天 **1** 个鸡蛋

40 克
鸡蛋

小一点的鸡蛋

60 克
鸡蛋

大一点的鸡蛋

水果类 200~350 克

250 克
苹果
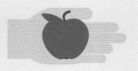

成人一只手可握住的苹果

150 克
香蕉

一根中等大小的香蕉

100 克
葡萄

成人单手捧葡萄
（**14~15** 颗）

80 克
哈密瓜
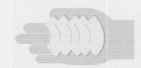

成人单手捧哈密瓜块

大豆及坚果类 25~35 克

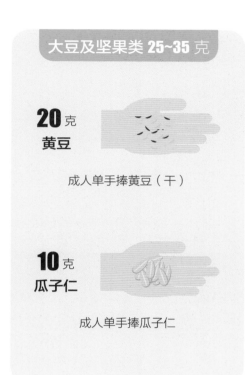

20克
黄豆

成人单手捧黄豆（干）

10克
瓜子仁

成人单手捧瓜子仁

盐 < 5 克

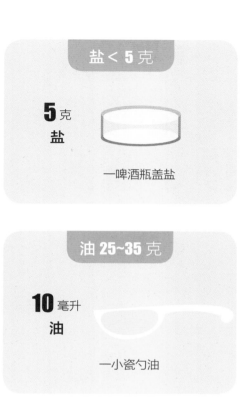

5克
盐

一啤酒瓶盖盐

油 25~35 克

10毫升
油

一小瓷勺油

奶及奶制品 300~500 克

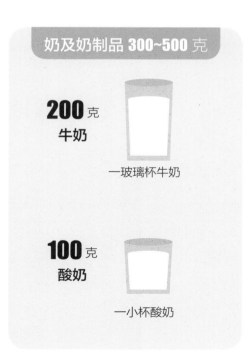

200克
牛奶

一玻璃杯牛奶

100克
酸奶

一小杯酸奶

水 1500~1700 毫升

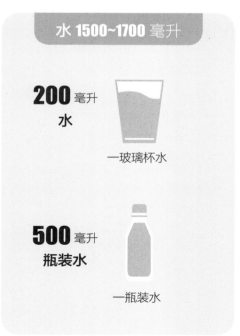

200毫升
水

一玻璃杯水

500毫升
瓶装水

一瓶装水

全球公认健康的膳食模式，你了解多少

经常看到网上有人问：这种食物健康吗？那种食物能不能吃？这种食物能防病吗？

在明确营养与健康关系时有这样一句话："世界上的食物没有好坏之分，只有饮食习惯和食物搭配的好坏。"良好的饮食习惯和膳食模式、合理的膳食结构，以及适当保持各种营养素之间的比例，是人体健康和维持正常生理功能的重要保障。

所谓膳食模式，既包括各类食物的摄入量和比例，也包括食物的烹调方式和三餐比例等内容。比如，对于杂食者来说，吃什么肉、吃多少肉、肉和菜的比例、肉和主食的比例，等等，都会影响营养平衡；对于素食者来说，用什么替代肉，主食吃什么，吃多少蔬菜、多少坚果、多少烹调油……弄清这些，要比简单地说吃不吃某个食物更重要。

有关怎么吃最健康，《美国新闻与世界报道》杂志召集健康专家，对约 40 种不同的膳食模式进行了评估和排名。结果排前三名的健康膳食模式分别是：地中海膳食模式、DASH 膳食模式、弹性素食膳食模式。

地中海膳食模式

获得第一名的是地中海膳食模式，这种膳食模式早已蜚声全世界，2010年还被联合国教科文组织批准为世界非物质文化遗产。地中海膳食模式是居住在地中海地区的居民所特有的，以意大利南部和希腊为代表，每天以摄入大量蔬菜、水果、鱼类、五谷杂粮、豆类和橄榄油等为主的饮食风格。

地中海膳食模式主要特点

8 尽量用植物油替代动物油，且多用橄榄油

1 多吃新鲜的蔬菜和水果

2 较多地食用豆类、坚果类以供应蛋白质。可适量加入红酒、大蒜和香辛料

3 每周吃2~3次鱼虾海鲜，保证足够的 ω-3 脂肪酸供应

4 畜禽肉类摄入量较少，而且以瘦肉为主，加工肉制品、熏烤制品等要少吃

5 适量摄入奶类，如牛奶、酸奶

6 杂粮摄入较多

7 日常多吃新鲜的食材，尽可能不食用精加工食品

地中海膳食模式对人体的益处

有助于降低心血管疾病的发病风险

有助于延长寿命

有助于预防阿尔茨海默病（即老年痴呆症）

可提高睡眠质量

适宜人群

患有心血管疾病、阿尔茨海默病的人群，想要延长寿命的人群，以及有睡眠障碍的人群。

这些人群需警惕

消化道功能欠缺者

因为地中海膳食模式中植物性食物比较多，若有胃溃疡、短肠综合征等情况，则应避免食用过多植物性食物。此外，正在发育阶段的儿童，也不建议按照此种模式饮食。
脾胃功能弱的老年人可考虑此种膳食模式，但是要注意，如果按此种模式饮食，建议将全谷类食物打成粉再烹饪，这样食用后更易消化吸收。

1

肾功能不是特别好的人群

肾功能不是特别好的人群，摄入蛋白质时应尽量选择优质蛋白质食物，并增加其在整个蛋白质中的摄入比例。

2

延伸阅读 **地中海饮食——长寿的秘密**

研究发现，地中海国家的综合寿命仅次于日本，而生活在地中海地区的人普遍爱吃鱼，并且鱼的种类很多。研究发现，鱼、虾、贝等海产品中的牛磺酸含量非常丰富，它是一种可降低血压的氨基酸，对长寿来说不可或缺。

例如，西班牙人爱吃的西班牙冷烫和西班牙海鲜饭就放入了各种鱼类。鳀鱼和鲤鱼是当地盛产的两种鱼，人们或生吃或用醋腌渍后吃，对于其他鱼类则大多是烫了吃。希腊人吃的鱼、虾、贝类不仅种类很多，量也很大，无论是烤、烫，还是用醋、橄榄油烹饪，他们都认为十分美味可口，这点可能是他们长寿的原因。

DASH 膳食模式

获得第二名的 DASH 膳食模式，该模式是由美国国家心肺及血液研究所为高血压患者设计的。

DASH 膳食模式的主要特点

1 提倡多吃蔬菜、水果、水果干（自然风干的香蕉片、枣片等）

2 主食避免或少食精白米面，多食用全谷物、杂豆

3 减少红肉，部分可用鱼类、低脂奶类、禽肉、坚果代替

4 盐的摄入量每天控制在 5 克以下

5 烹饪时少用含高饱和脂肪酸的油脂，如牛油、猪油、棕榈油、椰子油等

DASH 膳食模式因其能为人体提供充足的钾、钙、镁、叶酸、维生素 C、膳食纤维、多种抗氧化物质等，可调控血压和血脂，有效预防心脏病、高血压的发生。

适宜人群

患有高血压、糖尿病的肥胖患者可考虑此种膳食模式。由于其营养较为均衡，且对心血管健康有益，因此单纯性肥胖的成人、老年人也可遵循此膳食模式。

这些人群需警惕

这种膳食模式不建议肾功能不太好的人群，也不建议血糖过高的人群（该人群应尽量避开甜度过高的水果）。另外，肠胃功能不佳的人群应注意少量多次逐渐增加全谷类的食用。对坚果过敏的人群，可以用奶类、全谷物、根茎类蔬菜替代。

根据 DASH 饮食法，成年男性每天的热量摄入可控制在 2000 千卡左右，成年女性可控制在 1600 千卡左右。为了直观表示食物与热量的关系，可参考下表。

2000 千卡食谱举例

食物种类	单份大小（多种选择）	份数 / 天
谷物及谷物制品	一片全麦面包（全麦面包） 1/2 杯（95 克）煮熟的谷物、大米或面食	6~8
蔬菜	100 克（深绿色蔬菜必备）	4~5
水果	一个拳头大小	4~5
低脂及脱脂乳制品	250 克牛奶或 150 克酸奶 或 45 克酸奶酪	2~3
瘦肉、家禽、鱼	30 克（生重）	< 6
坚果种子及干豆类	25 克坚果	4~5 份 / 周
油脂	一茶匙（5 克）	2~3
甜食和添加糖	一汤匙（20 克）白糖、果冻或果酱	5 份或更少

注：参考美国梅奥诊所研究数据。本表仅供参考，合理膳食需结合医生建议和本人实际。

弹性素食膳食模式

弹性素食膳食模式是由美国注册营养师道恩·杰克逊·布拉特纳创立的，是排列第三的膳食模式。这种膳食模式强调素食主义者不必完全放弃肉类，可以少吃一点儿，平常多吃豆类、坚果和奶制品。

弹性素食膳食模式近年来备受年轻群体的追捧，各种轻食餐厅的出现也进一步促进该膳食模式的推广。一项针对 5 万多名瑞典健康女性的调查结果表明，素食者高血压、冠心病、肥胖的发病率都较低，但某些微量营养素缺乏（如铁、锌、维生素 B_{12} 等）发生的可能性更高。

弹性素食膳食主要特点

以新鲜天然的植物性食物为主，可适量摄入动物性食物，且动物性食物要以鱼类水产为主，每周瘦肉的摄入不可超过 3 次。少量摄入动物性食物，也可增加蛋白质、铁供应，降低贫血发生率，还可以维持肌肉含量。

多吃全谷物、杂粮和豆类。

烹饪时不用动物油，少吃精加工食品。

适宜人群

适合热爱素食的人群。

需要特别注意的是，执行弹性素食膳食模式的人群比起普通膳食人群更易缺乏某些营养素，如铁、锌、维生素 B_{12}、多不饱和脂肪酸等。因此日常饮食应注意适当摄入菌菇类、海产品以及发酵豆制品等。

江南饮食，东方膳食模式的代表

世界上的膳食模式有很多，最为人熟知的是上面介绍的地中海膳食模式、DASH 膳食模式和弹性素食膳食模式。

而在中国的江南地区，即使寻常百姓，家常便饭也会讲究"春尝头鲜，夏吃清淡，秋品风味，冬讲滋补"。《中国居民膳食指南科学研究报告（2021）》中提到了"江南膳食"可以作为东方健康膳食模式的代表。

江南饮食崇尚自然，顺应时序，不时不食，口味上"主清淡、尚本位、重养生"，或许是众多中华膳食模式中最适合预防慢性病的选择。研究发现，实践江南饮食的人群，不仅预期寿命比较高，而且发生超重、2 型糖尿病、代谢综合征和脑卒中等疾病的风险均较低。

江南饮食的 6 大特点

患有高血压、糖尿病的肥胖患者可考虑此种膳食模式。由于其营养较为均衡，且对心血管健康有益处，因此单纯性肥胖的成人、老年人也可遵循此膳食模式。

提倡增加粗粮，减少精白米面

每天增加粗粮 50~100 克，常见的粗粮有玉米、小米、紫米、燕麦、荞麦等，儿童、青少年、老年人、消化不好的人可以适当减量。

推荐植物油，低温烹饪

烹调温度不要过高，如果油温远高于烟点，再好的油也会变质，变成"坏油"。炒菜时尽量少炝锅（油烟中容易含有不利健康的致癌物质），少放油，不必等油太热再下食材。

增加白肉，减少红肉，推荐豆制品

江南水系纵横，盛产各类水产。江南地区食用动物性食物以猪肉和鱼虾类为主，鱼虾类摄入相对较高，猪肉摄入量低，且会食用较多的豆制品。

蔬菜多多益善，保证适量水果

每天吃蔬果的量要够。蔬菜生重每天争取吃到 300~500 克，相当于吃两大盘。无特殊禁忌证的成人，水果每天可吃到 200~350 克，相当于一个中等大小的苹果。

推荐适量坚果、奶类

推荐成年人每天喝 300~500 克的牛奶。坚果每天吃 10 克左右即可。

推荐蒸、煮、涮的烹饪方式

烹饪清淡少油少盐，多采用蒸、涮、煮等烹饪方式，多享受食物天然的味道，少放盐。对于放了盐的汤菜，避免喝菜汤。烹调时多用醋、柠檬汁等酸味调味汁替代一部分盐和酱油，同时也可以改善食物口感。

延伸阅读 **江南饮食需要改进的地方**

江南多喜甜味，除甜点、饮料外，烹饪时无论清蒸、炒菜还是煮汤，都爱加点糖提鲜，导致精制糖摄入较多，这点需要改进。按照《中国居民膳食指南（2022）》推荐标准，建议成人每日摄入糖的量应该不超过 25 克。

江南地区日常饮食油、盐使用量虽然比北方少，但也超过了膳食指南的相关推荐摄入量，这有可能因近些年来受北方菜系、四川菜系等各地菜肴融通影响，菜肴口味有加重倾向，需进一步减油减盐。按照《中国居民膳食指南（2022）》推荐标准，建议每天烹调油摄入量不超过 25 克，盐摄入量不超过 5 克。

广受追捧的生酮饮食，可别盲目跟风

生酮饮食是一种高脂肪、极低碳水化合物的膳食模式，是一种能让人体产生大量酮体的方法。

生酮饮食怎么吃

知道了什么是生酮饮食之后，这种饮食方式到底应该怎么吃呢？在生酮饮食中，碳水化合物供能仅占总热量的 3%~5%，脂肪占 70%~75%，蛋白质占 20%~27%。如果严格按照生酮饮食的标准执行，身体会产生一类叫酮体的物质，这种膳食模式也因此而得名。

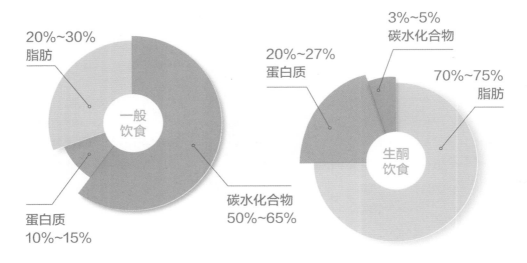

20%~30%
脂肪

一般
饮食

蛋白质
10%~15%

碳水化合物
50%~65%

3%~5%
碳水化合物

20%~27%
蛋白质

70%~75%
脂肪

生酮
饮食

生酮饮食不一定适合所有人

生酮饮食的出现最开始是为了治疗两类疾病。

它的第一个作用是缓解小儿癫痫。数据显示，生酮饮食可以使14%的癫痫儿童终止发病，使约50%的患儿发病强度降低。而且这种饮食法专门针对的是1岁以上且至少经2种抗癫痫药物治疗效果不明显的患儿。

它的第二个作用是减轻体重，这是生酮饮食的另一个"妙用"。这种膳食模式可以消耗脂肪减重。因其极少的碳水化合物，迫使机体分解储存在肌肉和肝脏中的糖原以供应热量，约3天后，糖原被耗尽，机体转而代谢脂肪，在脂肪代谢过程中生成酮体，酮体的主要作用是代替葡萄糖，为机体重要组织提供热量，如大脑、肾脏、肌肉等。生酮饮食还可以阻止脂肪的合成，因为没有葡萄糖的存在，机体胰岛素分泌也明显降低，这样一来脂肪合成代谢的途径就受到阻碍。一边是不断分解脂肪，另一边是无法合成脂肪，体脂含量自然下降。

需要在营养师的指导下进行

虽然生酮饮食确实能达到一定的减肥效果，但《柳叶刀》上一项针对43万人长达25年的追踪结果表明，低碳饮食会导致预期寿命缩短。

这说明了什么呢？说明碳水化合物的摄入多了不行，少了也不行。这也印证了近些年有些专家提出的"什么都吃""均衡饮食"理念的正确性。

鉴于生酮饮食可能带来的风险，建议人们尤其是糖尿病患者，千万不要盲目跟风，请务必在临床营养师和内分泌科医生等的指导下科学进行。

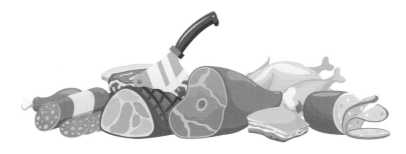

注：一般饮食的三大营养素分配数据参考《中国居民膳食指南（2022）》，生酮饮食的则参考《实用临床医药杂志》2019年第23卷第2期发表的《单纯性肥胖的生酮治疗临床路径》一文。

高蛋白低碳水饮食法，你听过吗

蛋白质，让我们感到饥和饱

人们每天摄入的蛋白质经过消化后，被水解为氨基酸，身体吸收后合成人体所需的蛋白质。同时，新的蛋白质又在不停地代谢、分解，时刻处在动态平衡中。

食物中的蛋白质的质量、所含氨基酸的比例，决定着人体合成蛋白质的量是否足够，尤其是生长发育中的青少年、需要大量营养的孕产妇以及身体衰弱的老年人，对蛋白质有着更高的要求。

从饱腹感上说，碳水化合物可能吃很多也难以产生"吃够了"的感觉，而蛋白质和脂肪是真正让人有"饱"的感觉的东西。一顿饭摄入蛋白质的多少，也直接决定接下来可以多久不用吃东西——是两三个小时，还是二三十个小时。无论是饥饿感还是饱腹感，很大程度上取决于蛋白质。

什么是高蛋白低碳水饮食

高蛋白低碳水饮食是一种盛行于欧美国家的减重方式。它要求人们每天膳食中，蛋白质的供能比占全天总膳食的25%～30%，碳水化合物低于50%，其余为脂肪，严格执行这一膳食比例，就能够在3～6个月内实现较为快速的减重。

高蛋白低碳水饮食中有25%～30%是蛋白质，蛋白质含量高能引起大脑产生强烈的饱腹感，避免频繁出现饥饿感。日常饮食中，可以通过喝牛奶、豆浆，吃鸡蛋、肉类等来摄入足够的蛋白质。

高蛋白低碳水饮食很适合以高甘油三酯为特征的代谢异常者（身体比较强壮）。体弱、肌肉量不足、容易月经不调的女性，有胃肠疾病、痛风和高尿酸血症、肝胆疾病的患者，肝肾功能下降的肥胖者，孕妇，均不适合使用高蛋白低碳水饮食法。

延伸阅读　**蛋白质吃多了也会变胖**

吃太多蛋白质也有可能带来健康问题。过多的蛋白质会作为燃料被消耗掉，这一过程首先是蛋白质分解为氨基酸，氨基酸在体内会作为燃料被进一步分解利用，其代谢产物无法被机体利用，还会毒害我们的身体。食用过量的蛋白质会增加肾脏的工作量，这对患有慢性肾病的人来说可不是件好事。另外，有研究显示，通过吃肉提高蛋白质摄入量的同时，可能会增加心血管疾病的风险。高蛋白饮食带来的健康问题虽然还有很多未解的谜团有待研究，但可以肯定的是，在摄入量大于消耗量的情况下，吃多了蛋白质也一样会让你变胖。

优质蛋白质怎么选

优质蛋白质主要来源于鱼虾、畜禽肉、蛋类、奶类、大豆及其制品。

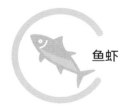

鱼虾

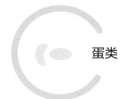

蛋类

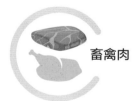

畜禽肉

清蒸是少油少盐、健康原味的做法，能保证鱼虾中的营养不容易流失，而且味道鲜美。

每天1个即可。蛋类的吃法多种多样，带壳水煮、蒸蛋是最佳吃法，煎蛋维生素损失较多。食用时间最好放在早餐或午餐。

畜禽肉各部位的热量和口味不一样，可以根据个人需求来选择。比如鸡腿肉含铁比鸡胸肉多，味道也要比鸡胸肉好，但热量比鸡胸肉高。烹调畜禽肉时宜多放蒜，更香、更好吃。

 奶类

《中国居民膳食指南（2022）》建议每人每日摄入 300 ～ 500 克奶，比如：早餐饮用低脂奶一杯（200 ～ 250 克），午餐加一杯酸奶（100 ～ 150 克）即可。

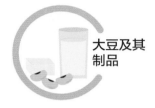 大豆及其制品

采用大豆及其制品替代部分肉类食品，与主食同食，利用蛋白质的互补作用，完全可以解决优质蛋白质的供给问题。《中国居民膳食指南（2022）》建议每人每日摄入 25 ～ 35 克大豆及坚果类。

大豆 25 克 ＝ 豆浆 365 毫升 ＝ 南豆腐 140 克 ＝ 北豆腐 72.5 克 ＝ 豆腐干 55 克 ＝ 内酯豆腐 175 克 ＝ 素鸡 52.5 克 ＝ 豆腐丝 40 克。

如何简单估算吃多少蛋白质

1 克的肉可不是 1 克的蛋白质。

- 1 份（35 克）豆鱼蛋肉类食物（肉类可选用牛瘦肉、猪瘦肉、鸡胸肉等，鱼类可选用鳕鱼、三文鱼等）中约含 7 克蛋白质
- 1 份（250 克）乳制品约含 8 克蛋白质
- 1 份（80 克）淀粉类食物约含 2 克蛋白质

为了估算方便，以 7 克蛋白质为例，采用手掌估算法估算食物中所含蛋白质的量。

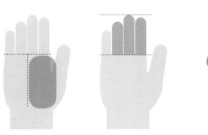

7 克蛋白质

＝ 一份豆鱼蛋肉类食物

≈ 1/2 手掌心大小、0.5 厘米厚度的肉

≈ 3 根手指大小、0.5 厘米厚度的肉

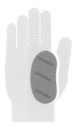

或

猪肉、牛肉 生重 35 克   鸡肉、鱼肉 生重 35 克

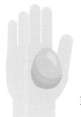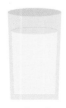

或

鸡蛋 1 个 55 克   豆浆 1 杯 233 克

将蛋白质分散在一日三餐

　　将蛋白质分散在一日三餐，比集中于某一餐大鱼大肉或一次大量摄取蛋白质更有益健康。需要提醒的是，增加蛋白质摄入量不是说要多吃肉，奶制品、大豆及其制品、鸡蛋等都是优质蛋白质的良好来源，可以和畜禽肉互换。

早餐

注重奶蛋组合

研究发现，早餐摄取蛋类的人，
比早餐只吃主食的人更不容易饿

全麦面包（杂粮馒头）+ 煮鸡蛋 + 牛奶 + 蔬果

午餐

注重荤素搭配

午餐可以相对多点红肉（牛肉、猪肉、羊肉）；
要有绿叶菜

杂粮米饭 + 香菇蒸鲈鱼 + 猪肉炒胡萝卜 +
拌菠菜豆腐丝 + 紫菜汤

晚餐

注重干稀搭配、颜色搭配

晚餐以清淡、易消化为主，但也应该吃一些
白肉（鱼虾、禽肉等）或大豆制品

小米绿豆粥 + 金银卷 + 西蓝花炒虾仁 +
蔬菜拼盘 + 酸奶

选对主食，碳水自然低

减少碳水化合物的摄入并不是说碳水化合物完全不摄入，相反，更要注重碳水化合物的来源和质量。

优质碳水化合物

豆类、薯类、根块类蔬菜、低糖水果等都是优质碳水化合物的来源，除水果外，其他三类食物在体内的吸收速度较慢，饱腹感较强。

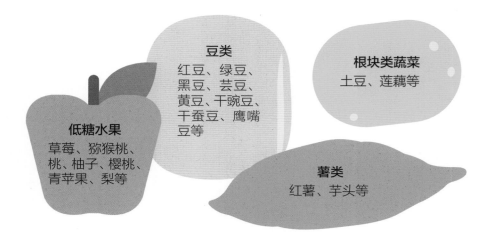

减肥主食分"ABC"

  A 级减肥主食

红豆、绿豆、芸豆等富含淀粉的豆类。

优点：饱腹感强，消化速度慢，有助于控制餐后血糖。红豆利尿；绿豆清热解毒；芸豆可增强新陈代谢、促减肥。

烹饪：煮粥、煲汤、榨豆浆。

B 级减肥主食

小米、黑米、莜麦面、荞麦、大麦、燕麦、薏米等粗粮。

优点：植物蛋白的含量中等，饱腹感及矿物质含量大大超过精白
米面。
烹饪：煮粥、煮饭、做面食。

 C 级减肥主食

红薯、山药、土豆、芋头、莲藕、嫩蚕豆、嫩豌豆等各种富含淀粉
的薯类或蔬菜。

优点：饱腹感强，在同样淀粉量的情况下，比精白米面含有更多的
维生素和矿物质。
烹饪：蒸、煮后替代主食，不能加油、加盐。如果当成菜肴或零食，
只能增肥。

延伸阅读 **煲汤时加点粗粮**

粗粮除了煮粥，还可以用来煲汤，不仅
吸收了汤汁中的味道，变得好吃，而且
还可以去油腻。如炖排骨加玉米（消脂
利水），煲鸭汤加绿豆（清热除湿），
煮羊肉汤加大麦（健脾开胃），熬鸡汤
加薏米（消肿补虚）等都是不错的选择。

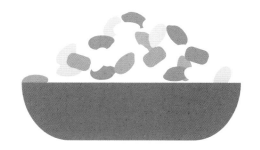

高蛋白低碳水饮食不宜长期使用

如果短时间内采取高蛋白质低碳水饮食，配合运动，逼迫身体动用自身脂肪供能，减脂会很有效。

但这种膳食模式不可长期持续，否则将危害身体。由于碳水化合物是脑细胞、神经细胞和红细胞的直接供能来源，如果长期摄入不足，这些细胞就会降低能耗，进而抑制大脑、脏器功能，造成生理功能紊乱。一般来说，这种膳食模式最长不应超过 3 个月。

要时刻观察自己的身心变化

看脸色、唇色、皮肤光泽度
是否面色发黄，皮肤松弛、暗淡无光，嘴唇无光泽，看起来很憔悴。

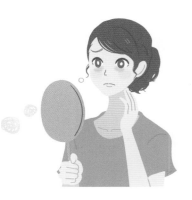

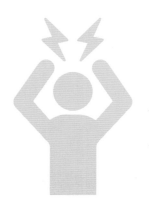

关注精神状态
是否乏力、犯困、注意力和记忆力下降、情绪低落、暴躁易怒等。

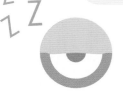

一旦出现这些症状，要及时去医院检查身体，并根据医生建议先恢复一段时间的均衡饮食。

"5+2" 轻断食饮食法有什么优点

轻断食，就是短暂地严格限制摄取食物，从而控制热量。轻断食的理由是希望借此"欺骗"身体，让身体以为你可能遇到了饥荒，必须从活跃、高速运转的状态切换到保养维修的状态。身体用这种方式应付饥荒，是因为人类是在有一餐没一餐的年代完成进化的。人类的身体被"设计"成可有效应对压力及冲击，逆境会让身体更健康、更强壮。科学术语是毒物兴奋效应（hormesis），也就是说，你会越挫越勇。

简单来说，轻断食的做法是：在一周内，5 天正常进食，挑出不连续的两天摄取平常热量的 1/4（女性约 500 千卡 / 天，男性约 600 千卡 / 天）。许多研究显示，定期短暂的断食会引发身体长期的变化，有助于预防衰老和疾病。

"5+2" 轻断食饮食法的优点

1 热量够低，有助于减肥，还可以预防各种疾病的发生。

2 不易出现减肥的同时掉肌肉，而一般限制热量的减肥方式则会让肌肉变少。

3 很容易适应一般的忙碌生活状态。

4 "5+2" 轻断食比每天都采取低热量更容易坚持。

哪些人不宜进行"5+2"轻断食

1 心脏病患者，更容易造成心律不齐。

2 肾病患者，由于无法维持电解质平衡，更容易因心律不齐而发生猝死。脱水或饮水过多，都容易发生危险。

3 糖尿病患者，可能因糖代谢异常及潜在的心脏病而发生猝死。

4 胆囊疾病患者，更容易加重结石及胆囊炎的发生。

5 感染性疾病患者，容易出现抵抗力下降，易致使疾病恶化。

6 有酒瘾者，本身可能已经有肝病加上营养不良，更容易发生危险。

7 癌症患者，容易使病情恶化。

应该注意的是，轻断食绝非不吃饭那么简单，需要医生、康复师、营养师进行评估和指导，贸然尝试存在风险，绝不能视之为"儿戏"。

500 千卡轻断食食谱推荐

第一餐	10：00	全麦面包1片（60克，137千卡） 鸡蛋1个（60克，83千卡） 胡萝卜汁1大杯（胡萝卜50克，16千卡）
第二餐	17：00	荞麦面1小份（荞麦面条70克，242千卡） 黄瓜汁1大杯（黄瓜150克，24千卡）
		两餐合计502千卡

600 千卡轻断食食谱推荐

第一餐	10：30	全麦面包1片（60克，137千卡） 鸡蛋1个（60克，83千卡） 胡萝卜汁2大杯（胡萝卜100克，32千卡）
第二餐	17：00	荞麦面1中份（荞麦面条100克，346千卡） 黄瓜汁1大杯（黄瓜150克，24千卡）
		两餐合计622千卡

非断食日食谱安排

早餐	8：30	红薯山药酸奶1份（红薯60克，山药、酸奶各150克，243千卡） 全麦面包1片（60克，137千卡） 杏仁1小把（25克，135千卡）
上午加餐	10：00	黄瓜1根（黄瓜150克，24千卡）
中餐	12：00	蒜香豆腐1份（豆腐150克，126千卡） 萝卜蔬菜面1份（白萝卜、荞麦面条各100克，油菜、番茄各50克，182千卡） 香菇猪肉汤1份（猪瘦肉、鲜香菇各50克，85千卡）
晚餐	18：00	意式番茄饭1份（洋葱、西芹各100克，番茄200克，大米60克，295千卡） 时蔬炒蛋1份（柿子椒、彩椒、西葫芦各50克，鸡蛋120克，199千卡） 胡萝卜炒圆白菜1份（胡萝卜100克，圆白菜200克，80千卡）
		一天用油量按25克计算，合计1731千卡

顺利执行轻断食的 8 个秘诀

1 能够增加饱腹感的小零食

饼干、薯条这类小零食热量较高，可以用更健康的替换一下。比如，换成口蘑、香菇、海带等，先用水泡一泡（海带泡后就不那么咸了），再放到烤箱里烤干，烤成口蘑干、香菇干、海带条，不仅脆爽，而且富含膳食纤维、饱腹感强。

2 预先准备断食日的食物

把自己断食日的食物准备好，这样可以避免"饥不择食"，看到什么吃什么。准备的断食日食物尽量简单，做起来不费力。在非断食日买菜、下厨，以避免太强烈的诱惑。

3 和亲朋好友一起轻断食

成功的轻断食不需要装备，但一个能鼓励你的好朋友也许是个法宝。比如情侣或者夫妻一起轻断食则更容易成功。跟一起实施轻断食计划的人用餐，会让你的轻断食之旅更轻松、更有趣。同时，知道自己不孤单，也是不错的精神慰藉。

4 学会看食品标签

要想轻断食，就得会看食品标签，选择低脂、低钠、低热量的食物。如果吃了零食，就要算到轻断食日的总热量中去。

吃前等一等

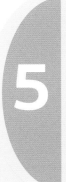

5 轻断食那天假如很饿，迫不及待要吃东西怎么办？可以先等待 10 分钟，然后再吃。你会发现才过去 5 分钟就不饿了。这是身体自动调节的结果，当你饿时，身体会分解肝糖原，以补充血糖，以缓解饥饿感。这时再吃食物，即使吃得少，也比较容易得到满足。

轻断食那天保持忙碌

6 两餐之间要找点事情做，填满日子，别填满肚子。去做你想做的事情，转移对食物的注意力，你很快就能享受轻断食带来的美妙乐趣了。

避免淀粉含量高的精制碳水化合物

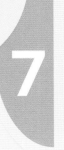

7 这类食物包括面包、面条等。选择低 GI 食物，例如蔬菜、大豆、扁豆以及全麦面包等。可以适当选择糙米和藜麦当作主食。另外，早餐吃燕麦粥会比吃馒头饱腹感更强。

运动代偿行为，弥补后果

8 如果不小心吃了一块巧克力，可以用快走半小时或类似的其他运动来做代偿。一次饮食放纵后，当天马上进行代偿，这样至少能够在一定程度上弥补放纵带来的后果。但是，如果经常以延长锻炼时间作为过量饮食的借口是不可取的，其结果就是，你的身体根本没有时间从过度训练的疲劳中恢复过来，有害无利。

主食要不要吃？
科学证据来了

主食背的锅真多

近些年，"吃主食会让人发胖""吃主食会让人变傻""吃主食是慢性自杀"等说法不绝于耳。甚至有些文章中还列举了大量研究成果，证明将主食换成大量脂肪，不仅会神奇瘦身，更能降血脂、治好糖尿病。于是，很多人自行开始极低碳水化合物的饮食，每天吃鸡蛋、肉、坚果、豆腐，或者购买各种生酮产品和代餐粉来替代三餐。

案例分析

一位年轻的女性朋友通过微信分享了她的减肥故事。她原本已经靠健康饮食和运动减肥成功，体重在正常范围内，腰腹隐约是有马甲线的，身材也凹凸有致。但为了追求骨感美，开始不吃主食，效果不错，一个月就减了3千克。

但随之而来的是，她感觉皮肤松弛了，体形还不如以前。此后，她的饮食还是非常节制，但明显感觉饿的时候会心慌、冒冷汗、身体发抖，这正是血糖控制能力下降的表现。她的食欲控制也发生了紊乱，看见什么都想吃，一吃就停不下来，只有吃撑了才觉得安心。

在减肥成功后的 6 个月，她的体重反弹了 5 千克，而且胖在腰腹部位。她这才意识到自己走了弯路，体会到以前的方法是对的，重新开始均衡饮食和运动，情绪得到了改善，腰腹也慢慢变紧实了。

其实，中国自古以来讲究"五谷为养"，如果让你长期不吃米饭、粥、面条、包子、饺子、馒头……这种生活，你能忍多久？

一旦停止节制饮食，体重就会报复性反弹。除非是大量运动加上限制饮食。关键是，饮食如此克制，体重却经常反弹，还伴随脾气变得暴躁，情绪变得沮丧，幸福感荡然无存。更让人抓狂的是，长回来的肉还特别"钟情于"腰腹部。

所以，别老是想着走捷径。有些你以为是抄近道的方法，其实有可能是绕远路。

那么要不要吃主食？回答是肯定的。为了幸福、健康和长寿，当然是要吃的，关键是要正确、科学地摄入主食。

延伸阅读 **饭后困倦多是淀粉摄入过多造成的**

有些中年男士说："自从不吃主食，我觉得脑子清醒多了。原来饭后总是困倦不堪，现在不困了。"其实，这并不是碳水化合物的错，而是选错了主食，导致餐后血糖过高。这里建议大家吃一些五谷杂粮，而且先吃蔬菜和肉蛋类，再吃主食，饭后适当散散步。这些措施就足以让绝大多数人饭后不再困倦，而无须彻底断掉主食。

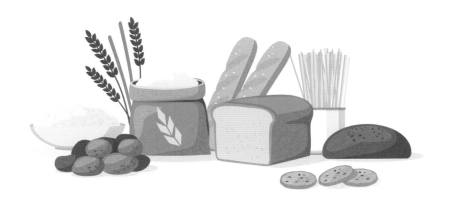

怎么健康吃主食

1

按照《中国居民膳食指南（2022）》，建议每天吃50~150克全谷物和杂豆。全谷物是指未经精加工或虽经碾磨、粉碎、压片等处理但仍保留了完整谷粒的胚乳、胚芽、麸皮及其天然营养成分的谷物，包括稻米、玉米、小米、高粱米、燕麦、荞麦等食物。红豆、绿豆、芸豆、花豆等属于杂豆，可以单独食用，也可与精白米面搭配食用。

2

要注意碳水化合物的来源和质量，最好来自多种天然食物，避免摄入过多的甜饮料、甜食、精白米面。

3

合理营养要以合理搭配为基础，而"粗细搭配"则为经典搭配之一。在小麦粉中混合玉米粉、绿豆粉，或者搭配全麦粉做馒头或面包（全谷物占三分之一）。

4

薯类包括红薯、山药、芋头等，虽然淀粉含量比普通蔬菜高，但饱腹感强，营养价值比精白米面高。要想真正发挥薯类的优势，应该把它们当主食吃，就是不加油、盐、糖，不油炸，采用蒸、煮、烤箱烤等方式，比如烤红薯、蒸山药等。同时，进食此类食物后要相应减少米面等主食的摄入量，确保总热量不超标。

戒糖？ 断碳水？
糖到底有什么原罪

━━━━━━━━━━━━━━━━━━━━━━━━━━━━━━━━━━━━━━━

这两年，随着健康生活方式越来越被重视，"戒糖""断糖"等概念深入人心，也成为很多人认为的时尚行为。"糖是慢性毒药""糖会升高血糖让人发胖"已经被很多人所认可。面对糖这种大家都非常熟悉的物质，其实很多人都是一知半解的，存在认知上的偏差，因此很难真正做到科学吃糖。

糖真的绝对不能吃吗

有没有想过一个问题，为什么人类会对糖那么偏爱？其实，甜味作为最基本的美味形式，是人类最原始的欲望。不少研究表明，糖在舌头上产生的愉悦感觉，确实能令大脑某些神经元产生多种令人兴奋的激素。

但是，过度吃糖与很多慢性病、皮肤老化等有关，而且还会导致龋齿等口腔问题。世界卫生组织早就开始提倡控制添加糖，远离甜饮料。其实过多的水果、果汁等都可能不利于健康。但是，正如那句耳熟能详的话："剂量决定毒性，抛开剂量谈毒性都是要流氓。"

世界卫生组织提倡，每日把添加糖的摄入量控制在 50 克以内，最好在 25 克以内，没说一点也不能吃。我们对糖应该保持谨慎的态度，适可而止。这样既能享受快乐，又能保持健康状态。没有证据表明，每天正常吃水果，从中摄入的糖量有害健康。除非你是糖尿病患者，否则每天还应摄入 200~350 克的水果。

吃水果是个好习惯，但前提是你的身体能正常消化水果。消化不良、容易腹泻的人需要减量或暂时不吃，待胃肠功能恢复正常后再吃。

谨慎吃糖的几点建议

关于吃糖和吃水果的问题，患病人群应遵医嘱，健康人群可以参考如下建议。

1 戒掉甜食，平时不喝甜饮料、碳酸饮料、乳酸菌饮料等，在节日、生日时可以偶尔吃点或喝点奖励自己。

2 如果吃含添加糖的食物，建议每天只吃一款，比如一杯酸奶、一份豆沙包或一碗银耳汤等，加上做菜用的糖，添加糖的总量不超过 25 克。

3 每天水果的摄入量控制在 200~350 克，少量多次食用。

4 如果消化功能好，不缺乏蛋白质，餐前吃 80 克左右的水果对降低餐后血糖是有一定益处的。

5 如果消化不良，或者蛋白质摄入不足，则不建议用水果替代主食作为碳水化合物的来源，否则会降低蛋白质的摄入量。

6 如果吃主食或水果容易过量，可以在用餐时把水果切丁当成凉菜，同时相应地减少主食的摄入量，这样有利于控制食物总摄入量，增加膳食纤维的摄入量，提升饱腹感，有助于控制餐后血糖。

低碳饮食能让人"躺瘦"吗

如何拥有理想的体重，是现代人非常关心的话题。最近网上流传，美国科学家研究发现，低碳饮食能燃烧更多热量，对维持减肥成果更有好处。这个低碳饮食到底有多好？真能让体重一直不反弹吗？

其实，碳水化合物并不是魔鬼，引起高血糖反应的精制碳水化合物才不利于控制体重和预防"三高"。建议多吃全谷物、杂粮、蔬菜和富含蛋白质的食物，并合理分配三餐。

如果你真的打算用低碳饮食法减肥，要注意可能发生的风险。毕竟，碳水化合物是人体重要的热量来源，每天的供能比在 50%~65% 是合理的。碳水化合物摄入过量或过低，都与死亡风险增加有关，特别是极低碳饮食，有可能出现酮症酸中毒、肾结石、骨质疏松等严重危害。而且，长期极低碳饮食减肥的安全性至今没有得到公认。

总之，减肥真的没有捷径可走。想要减肥成功，根本策略是控制人体总热量的收支平衡，维持身体活力，并持之以恒地坚持健康的饮食习惯和运动习惯。否则减掉几千克后，很快就会反弹，而且容易出现饮食紊乱，对身体造成的伤害极大！

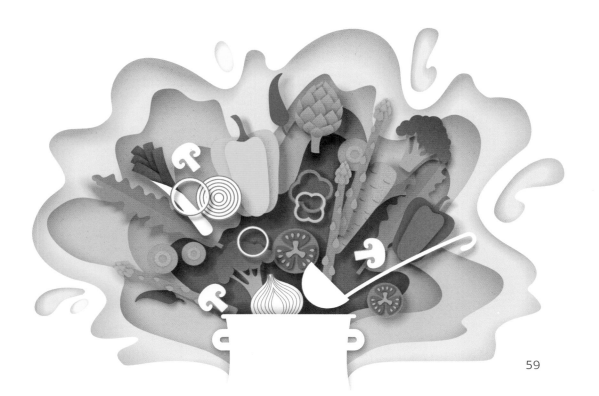

80%的人都缺维生素，怎么补回来

现在，人们的生活条件越来越好了，可供选择的食物越来越多，但吃得好、吃得多，并不意味着我们的营养水平更高。

为什么眼睛总是干涩？为什么晚上看不清东西？为什么总是患口角炎？为什么补了铁还贫血？这可能与维生素缺乏有关联！

研究显示，超过 80% 的中国居民维生素 B_1 和维生素 B_2 摄入不足，维生素 A 和维生素 D 的缺乏问题也非常普遍。食物在精制过程中会损失很多营养物质，其中维生素的损失更多。所以越是精制食物，可能越容易缺乏维生素。而且，抽烟、喝酒、喝浓咖啡等都会使维生素流失。适量补充维生素很重要。

哪些情况需要补

消耗多
- 长时间用眼的人
- 爱熬夜的人
- 女性朋友
- 儿童
- 健身人群

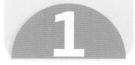

没补够
- 长期吃素的人
- 不爱吃菜的人
- 减肥的人
- 挑食偏食的人
- 没机会晒太阳的人

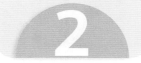

吸收差
- 上了年纪的老人
- 胃肠道功能不好的人
- 抽烟喝酒的人

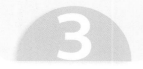

维生素为什么如此重要

维生素	作用	来源
A	促进眼睛、免疫系统、皮肤健康	动物肝脏、猪肉、牛肉、羊肉、鸡蛋黄等
B$_6$	促进脑功能、神经功能、造血	肉类、全谷物、坚果种子等
B$_{12}$	造血、促进神经功能	动物性食物
C	促进骨骼、牙齿、皮肤健康	鲜枣、草莓、橙子、彩椒、芥蓝等
D	促进钙吸收、调节免疫	香菇、金枪鱼、三文鱼、奶酪、蛋黄等
E	抗衰老、促进生殖健康	绿色蔬菜、豆类、谷类、坚果种子等
叶酸	造血、促进神经功能	绿叶蔬菜、动物内脏等
K	凝血	绿叶蔬菜、动物肝脏等

优先食补，缺啥补啥

补充维生素的原则是：优先食补、缺啥补啥。

长时间用眼一族——维生素 A

维生素 A 缺乏会导致眼睛干涩、夜间视力下降等问题。

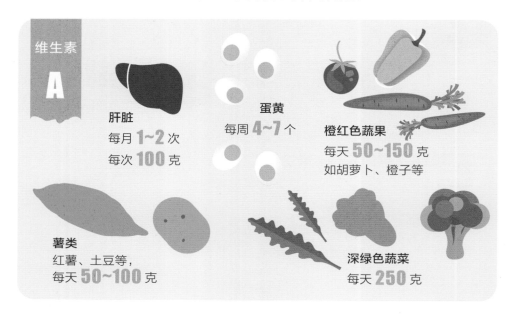

维生素 **A**

肝脏
每月 **1~2** 次
每次 **100** 克

蛋黄
每周 **4~7** 个

橙红色蔬果
每天 **50~150** 克
如胡萝卜、橙子等

薯类
红薯、土豆等，
每天 **50~100** 克

深绿色蔬菜
每天 **250** 克

熬夜党——维生素 B_1

熬夜会消耗较多的维生素 B_1。

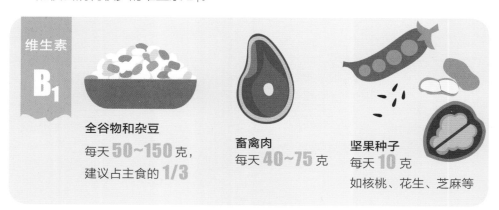

维生素 **B_1**

全谷物和杂豆
每天 **50~150** 克，
建议占主食的 **1/3**

畜禽肉
每天 **40~75** 克

坚果种子
每天 **10** 克
如核桃、花生、芝麻等

不爱吃肉的人——维生素 B₁₂

日常饮食，如果吃肉不足，容易缺乏锌、铁和维生素 B₁₂。

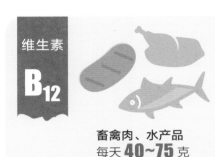

维生素 **B₁₂**

畜禽肉、水产品
每天 **40~75** 克

蛋类
每天 **40~50** 克

奶及奶制品
每天 **300~500** 克

蔬果摄入不够的人——维生素 C

新鲜蔬果多吃一点，不用担心缺乏维生素 C。

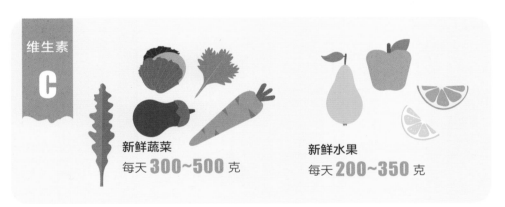

维生素 **C**

新鲜蔬菜
每天 **300~500** 克

新鲜水果
每天 **200~350** 克

延伸阅读　吃进更多维生素 C 的方法

1. 叶菜不仅富含维生素 C，还含有铁、胡萝卜素等多种营养物质。为了去除草酸，一般会提前焯烫，为了避免维生素 C 流失，需要记住"先焯再切"。
2. 烹调时适当加点醋，不但使菜脆嫩好吃，而且可以减少对维生素 C 的破坏。

日晒不足的人——维生素 D

别光顾着补钙，维生素 D 也跟健康密不可分。维生素 D 可以在体内自身合成，但需要光照充足且持续一定时长才有效。因此，北方高纬度地区、雾霾频发地区、出门必涂防晒霜的人，应注意补充维生素 D。

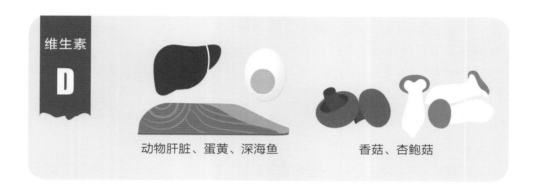

老年人——维生素 B₂、维生素 B₁₂、维生素 D

随着年龄的增加，维生素 B_2、维生素 B_{12}、维生素 D 的吸收能力降低、钙流失增多，容易缺乏。

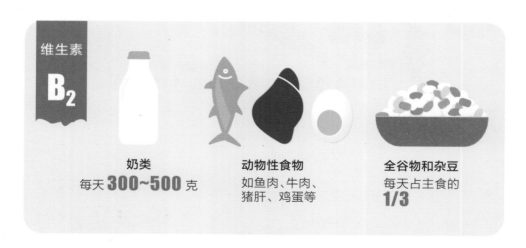

吸烟、喝酒者——B 族维生素、维生素 C、多种矿物质

吸烟会影响烟酸、叶酸、维生素 B_6 和维生素 C 的吸收。喝酒会影响维生素 A、维生素 B_1、维生素 B_{12}、维生素 D、叶酸、锌、硒、镁、磷的吸收。

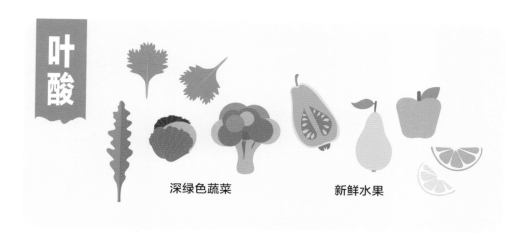

深绿色蔬菜　　　新鲜水果

胃肠道功能不佳的人——脂溶性维生素

患有胃肠道疾病的人可能会出现多种维生素的缺乏，比如维生素 A、维生素 D、维生素 E、维生素 K 等。如果存在这种情况，建议尽快咨询医生或营养师，确定补充策略。

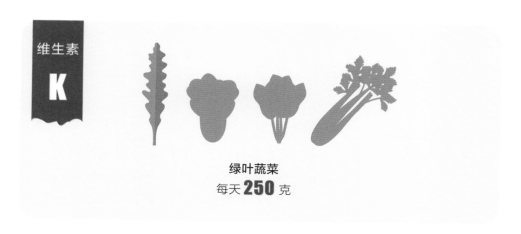

绿叶蔬菜
每天 **250** 克

节食减肥的人——多种营养素

减肥的人日常会严格控制总热量摄入。如果主食摄入少，容易缺乏维生素 B_1、维生素 B_2 等；肉类摄入少，则易缺乏多种 B 族维生素和铁。

需要补膳食补充剂吗

有人纠结自己是否需要服用膳食补充剂，在此之前先判断自己吃得怎么样：每天 500 克菜吃到了吗？主食都吃了什么？牛奶、蛋、豆制品吃了吗？要知道，不好好吃饭只靠膳食补充剂防病是不可取的。

均衡膳食就能满足每天营养素的需求，如果没吃够，优先考虑食补。饮食改善实在有难度，再考虑膳食补充剂。

下面这三类人，需要注意补充

1 营养素需求相对较高的人群，如儿童、孕妇。

2 容易缺乏营养素的人，比如老年人、绝经后女性。

3 因为慢性病导致营养缺乏的人，比如慢性胃炎患者等。

只要不超量，对健康成年人来说，长期服用膳食补充剂一般没有危害。

如果同时吃几种膳食补充剂，请看下几个产品中是否有相同的元素，每天的服用剂量相加不能超过摄入量上限。在购买进口膳食补充剂特别是复合制剂时，注意每种成分的含量，别过量就行。

光补钙就够了？
忽略这点，小心越补越缺

"补钙"这个话题，大家都不陌生。虽然人人都有补钙意识，但未必都懂补钙。特别是一些人会忽略一个关键问题——那就是钙的吸收。光补钙不注意钙的吸收率，结果就是自认为钙摄入充足了，实际上身体依旧缺钙。

钙的主要食物来源

大豆及其制品

包括黄豆、黑豆、豆腐、豆腐干、豆腐丝等。咀嚼感越强，通常意味着钙含量越高。

奶及奶制品

包括牛奶、羊奶、酸奶、奶酪等。购买时，注意看食品标签，乳蛋白含量越高，通常意味着钙含量也越高。奶及奶制品还含有促进钙吸收的维生素 D 和乳糖。

坚果种子

包括杏仁、芝麻、芝麻酱等。但坚果种子含有较多植酸等抗营养成分，钙的生物利用率不及奶及奶制品。

绿叶蔬菜

包括油菜、菜心、小白菜、芥蓝、苋菜、红薯叶、豌豆苗等。颜色越绿，通常意味着钙含量越高。

带骨的小鱼干、海米和虾皮等

鱼骨和虾壳钙含量非常高，但消化吸收率不太高，每天所能吃的量也偏小。为了提高消化利用率，可以将其打成粉、切碎食用。

延伸阅读 **喝牛奶的要点**

1. 生牛奶最好不要喝，可选择市售的低温消毒产品。
2. 无论是冷藏存放的牛奶，还是常温存放的牛奶，经均质处理后都可以使牛奶中的脂肪球变小，使牛奶更容易消化。
3. 牛奶不宜高温煮沸，容易降低其营养价值。建议将牛奶带包装放入 80℃ 左右的热水中，时不时摇晃一下，待水温降至合适温度再饮用。这样不仅安全快捷，还能最大限度地保留其中的营养成分。
4. 对牛奶蛋白过敏的人不宜食用牛奶及奶制品。
5. 对牛奶中的乳糖不耐受，但没有牛奶过敏的人，可以直接购买去乳糖的产品，如舒化奶，也可以直接喝酸奶、吃奶酪。

有利于钙吸收的关键点

钾、钠、镁元素的比例合适

膳食中的钾、镁元素摄入充足时，能帮助减少尿钙的流失；当钠过多时，尿钙的排出量会增加，不利于身体对钙的利用。每天吃足够的蔬果、豆类和薯类，钾、镁供应充足，对钙的吸收利用有益。

1

膳食蛋白质的量合理

在钙摄入量偏低的情况下，如果优质蛋白质太少，钙的利用率会下降，但过多的肉蛋类食物也会增加尿钙的排出，因此膳食蛋白质的量应合理，用少量豆腐配合肉蛋类，能提高钙的利用率。

2

脂肪摄入不过量

过多的脂肪在肠道中与钙结合形成不溶性的钙皂，从而影响钙吸收。

3

维生素 K 和维生素 C 摄入充足

水果中的维生素 C 和有机酸都有利于膳食钙的离子化。深绿色叶菜中的维生素 K 是骨钙素的活化因子，对最终的骨钙沉积有利。

4

足量的维生素 D

维生素 D 可以促进钙的吸收。在紫外线的照射下，人的皮肤可以利用胆固醇合成维生素 D，因此经常晒太阳有利于合成维生素 D，促进钙的吸收。日常还应适量食用动物肝脏、蛋黄、深海鱼、香菇等富含维生素 D 的食物。

5

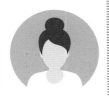

吃钙片补钙到底有没有用？怎么才能健骨？

文职人员
小美

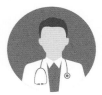

于康大夫

　　骨骼健康并不仅仅是由钙和维生素 D 两个因素决定的，应当综合考虑各种因素的作用，如钾、镁、维生素 K、消化吸收能力、雌激素水平、运动等。重点是补短板，而不是一味大量补钙。在此，给大家一些建议。

1. 如果是自身消化吸收能力差而影响钙的吸收利用率，应当先治疗相关疾病，同时可以适量摄入益生菌。

2. 如果是维生素 K 摄入不足，应当在膳食中增加绿色蔬菜和豆制品。如果是钾、镁摄入不足，应当在膳食中增加蔬果及豆制品。如果是雌激素水平过低，可以考虑适当补充雌激素或增加大豆制品的摄入。

3. 如果选择吃钙片，也无须有心理压力，建议选择剂量小的钙片，每次 200 毫克最好，不易产生不良反应，也有助于提高钙的利用率。在选择钙片时，常见的有无机钙和有机钙两种。无机钙包括碳酸钙、碳酸氢钙等，含钙量高，价格便宜，但容易引起肠胃不适，导致便秘；有机钙包括乳酸钙、葡萄糖酸钙、柠檬酸钙等，含钙量相对低一些，价格偏高，吸收率高，对肠胃刺激小。大家可以根据需要自行选择。

4. 如果是运动不足，应当增加户外活动，并做一些抗阻锻炼。

膳食纤维，
你补对了吗

膳食纤维是日常饮食中不可缺少的营养素，被称为"第七大营养素"。膳食纤维不仅有促进消化的作用，还有促进胆固醇、重金属等排泄的作用，可以预防消化道肿瘤、心血管疾病等。膳食纤维如果摄入不足就会导致便秘和肠道功能紊乱。但是膳食纤维也不能吃太多，如果突然食用过多，反而会加重肠道的消化负担，尤其是消化功能不太好的老年人，会出现腹胀、腹痛等情况；经常摄入过多膳食纤维，也不利于钙、铁、锌等营养素的吸收。因此，膳食纤维要适量摄入，切勿矫枉过正。

一图看懂膳食纤维的好处

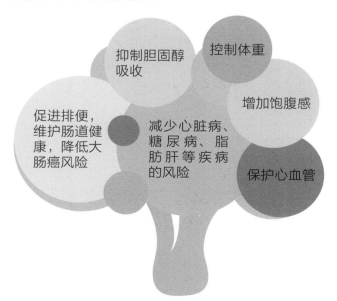

抑制胆固醇吸收

控制体重

促进排便，维护肠道健康，降低大肠癌风险

减少心脏病、糖尿病、脂肪肝等疾病的风险

增加饱腹感

保护心血管

日常怎么补够膳食纤维

富含膳食纤维的食物主要有以下几类，大家可以尝试购买不同食材搭配食用。

全谷物、杂豆类、薯类

全谷物、杂豆类、薯类中富含膳食纤维，日常应适当多食。全谷物主要包括未精加工的稻米、大麦、小麦、燕麦等；杂豆类主要包括红豆、豇豆、蚕豆、豌豆等；薯类主要包括红薯、山药等。

蔬果及坚果种子

蔬菜膳食纤维的含量约为 3%，水果约为 2%。此外，杏仁、黑芝麻、松子仁等坚果种子也富含膳食纤维。下表是常见富含膳食纤维的蔬果及坚果种子。

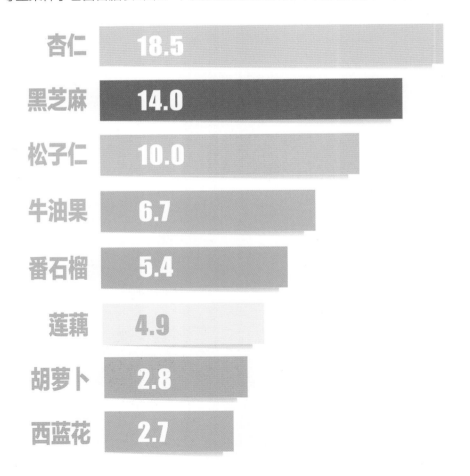

杏仁	18.5
黑芝麻	14.0
松子仁	10.0
牛油果	6.7
番石榴	5.4
莲藕	4.9
胡萝卜	2.8
西蓝花	2.7

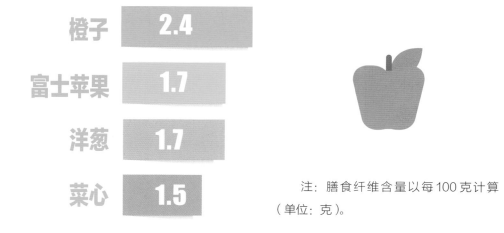

橙子	2.4
富士苹果	1.7
洋葱	1.7
菜心	1.5

注：膳食纤维含量以每 100 克计算（单位：克）。

具体来说，我们每天分别摄入谷薯类 250~400 克，蔬菜 300~500 克，水果 200~350 克，豆类 30~50 克，就可以达到每天 25 克膳食纤维的要求。

重视膳食纤维的摄入

俗语说"肠道好，不会老"。2016 年发布的《中国居民膳食纤维摄入白皮书》显示：中国居民膳食纤维摄入普遍不足，且呈下降趋势，目前每日人均膳食纤维的摄入量为 11 克，城市与农村基本一致。根据《中国居民膳食指南（2022）》，成年人膳食纤维的推荐量是 25 克 / 天，能达到适宜摄入量的人群不足 5%，所以重视膳食纤维的摄入。

但是老年人要特别注意，因为其肠道功能较弱，如果膳食纤维摄入过多，可能会出现上腹不适、腹胀等症状。

有没有必要服用纤维粉

说实话，按照中国营养学会推荐的每日膳食纤维摄入量 25 克的标准，大部分人是很难实现的。如果每日膳食纤维通过食补确实无法满足，可以考虑买一些纤维粉，食用效果可能不如直接从食物中获取，但对促进健康还是有帮助的。当然，纤维粉不要补充过多（菊粉不超过 15 克 / 日），否则可能会导致胀气。

特色饮用水，
是否真有必要

目前，市面上的瓶装水多种多样，除了常见的纯净水、矿泉水，还有很多特色饮用水，如苏打水、气泡水、蒸馏水、婴儿水等。在品种繁多的水产品面前，千万别被商家误导了。

水的重要生理功能：运载营养物质

水是人体的"溶剂""清洁剂""冷却剂""润滑剂""缓冲剂"……

水具有重要的生理功能，其中最基础的作用是运载营养物质，先将营养成分输送到组织，再将代谢产物转移到血液进行再分配，最后将代谢废物通过粪便、尿液、汗液排出体外。可以说，人体内所有的生化反应都依赖于水。

水还是人体体温调节系统的主要组成部分，人体内能量代谢产生的热，都是通过体液传到皮肤，再经出汗等方式来调节体温，进而保持体温恒定。

每天喝 1500~1700 毫升水

中国营养学会推荐每人每天饮水 1500 ~ 1700 毫升，以满足身体需要。大量研究表明，白开水的安全性、纯净度、渗透性都很好，且在体内的消化吸收很好，因此只要水源干净，建议大家将白开水作为主要饮品，辅助一些淡茶水、天然矿泉水、纯净水，不要迷信概念水，少喝含糖饮料。

一天喝水时间表

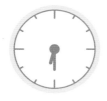 **6:30**
促进血液循环

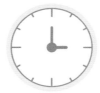 **15:00**
缓解疲劳

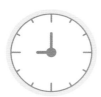 **9:00**
提振精神

 18:00
补充水分
增加饱腹感

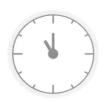 **11:00**
放松情绪

 19:30
促进晚餐的
消化吸收

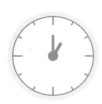 **13:00**
促进消化
保持身材

 21:30
备足一夜
所需水分

延伸阅读　**现烧开的白开水，最安全、最解渴**

白开水最好现烧、现凉、现喝。需要注意的是，烧开的水即使放置3天，细菌数量也比没有烧开的少很多，隔夜水是可以喝的。但是注意水壶要盖好盖子，不能敞口放置。

分清概念水，选对水、喝对水

不会造成人体矿物质流失

有种观点认为，纯净水中缺乏人体所需矿物质，长期饮用，会造成机体的矿物质缺乏，这是个错误认知。

纯净水所谓的缺点和负面影响不过是没有提供更多的矿物质，但水不需要有这个作用。水最本质的功能是运输营养，而不是补充营养。所以，喝纯净水不会导致人体矿物质缺乏，也不会得"软骨病"，更不会导致"碱性体质"。质量合格的纯净水对人体是没有害处的。

高价纯净水

蒸馏水，其实就和蒸饭时锅盖上的水一样。蒸馏水的工艺可以去除自来水中的大部分污染物，同时也会去除其中的矿物质等，蒸馏次数越多，水纯度越高。蒸馏水相当于高价纯净水。

建议选购天然苏打水

苏打水即小苏打（学名碳酸氢钠）的水溶液，属于一种弱碱性水。如果是胃酸高，为了中和胃酸，可以喝一点儿。如果想要改变人体酸碱性，就不必白费工夫了。苏打水分为天然苏打水和人工合成苏打水两大类。天然苏打水除本身含有的碳酸氢钠外，还富含微量元素，建议选择。人工合成苏打水多数是用纯净水加入碳酸氢钠、甜味剂等调配而成，经常饮用需要警惕肥胖风险。

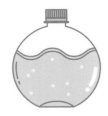

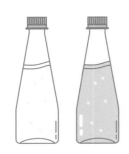

过滤水

及时更换滤芯

净水器过滤后的水可以去除水中余氯及不良气味、重金属等，并保留有益矿物质，经常饮用有助于增进生理活化反应、强化细胞功能。但是过滤水主要靠滤芯，长期使用滤芯不更换，过滤效果会大大降低，一定要按品牌要求定时更换滤芯。

矿泉水

相对不错的水

矿泉水是指天然含有矿物质的泉水。但是，千万别以为喝矿泉水就能满足人体对矿物质的需要。就拿补钙来说，人体每天需要摄入 800 毫克的钙，而以矿泉水中的钙含量来算，人可能每天要喝几十升的矿泉水才能满足需求。

婴儿水

根据需要选择

婴儿水是宣称专门为婴儿生产的饮用水，"严格无菌""低钠""更柔和""对肾脏负担小"……一下子击中了年轻父母。其实，目前我国并没有针对婴幼儿饮用水的标准，这意味着可以随便定义婴儿水，是否对婴儿有利无从得知。

母乳喂养的宝宝在 6 个月内，不需要额外补水。人工喂养的宝宝，在冲泡奶粉时，水质干净卫生就行，任何合格的饮用水烧开后凉至适宜温度即可，不需要专门的"婴儿水"。

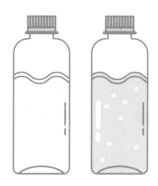

运动饮料

是含糖饮料，不是水

运动后大量出汗，可以喝点运动饮料，能帮助补充电解质，平时没必要喝。而有些功能性饮料的概念宣传大于实际意义。

于康大夫**解答时间**

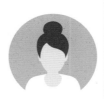

早晨喝完第一杯温水后，淡蜂蜜水、淡盐水、淡茶水，该怎么选？

**全职妈妈
小花**

于康大夫

　　淡蜂蜜水：如果便秘，早起可以喝点淡蜂蜜水，有一定的润肠通便作用。平时不需要喝。要用温水冲蜂蜜，开水会破坏蜂蜜的营养。200毫升的温水加5~8毫升蜂蜜即为淡蜂蜜水。

　　淡盐水：健康人没必要喝淡盐水。对血压不稳的老年人来说，早晨是心血管最不稳定的时候，血压波动最大、血液黏度也高，此时喝淡盐水等于雪上加霜，容易引发心血管意外，不推荐。需要注意的是，患有口腔溃疡时，可以用淡盐水漱，漱后吐掉，别咽下去。大量流汗时可以喝点淡盐水以补充电解质。

　　淡茶水：早晨喝点淡茶水、柠檬水，没什么不好，可以适量喝。但是需要注意，别喝浓茶，以免影响钙吸收，还有可能引起心律异常。

如何辨别
"好食物" 与 "坏食物"

很多人日常生活中都比较疑惑,哪些食物有益健康?哪些食物是健康的敌人?现在,和大家分享一下,到底应当如何评价好食物和坏食物。

看搭配是否合理

没有一种食物是十全十美的。有的食物热量低,膳食纤维多,维生素丰富,但蛋白质含量也低,比如绿叶蔬菜;有的食物蛋白质含量高,矿物质较多,但脂肪含量和热量较高,比如花生、核桃等。单吃哪一种,都易造成营养不均衡的问题。所以,不要奢望吃某种食物能满足人体所有健康需求。健康饮食应该是多种天然食物的合理组合。否则,即使每天只吃传说中的"健康食品",如蔬菜沙拉等,如果搭配不合理,也照样会出现健康问题。

看吃了多少

有人说"吃红肉不好",也不是说一口都不能吃,适量吃不仅对健康无害,还能预防贫血。还有人说"吃番茄好",也不能顿顿吃或拿它当饭吃,番茄吃太多,其他蔬菜难免就会少吃,能从其他食物中得到的营养成分就会减少。

看是怎么烹调的

比如，鸡肉、鱼肉本身富含优质蛋白质，适量食用不会增加患各种慢性病的风险。但如果将其做成烧烤，烤到焦黄甚至焦煳，就不利于预防疾病了，甚至会增加患糖尿病和癌症的风险。

又比如说，蛋黄烹调不当，直接放在油里煎炸，做成"焗蛋黄"之类的菜肴，会使胆固醇严重氧化。

而各种蔬菜、全谷物挺健康的，但如果加入大量油、糖、盐烹调，就成了不健康的高脂、高热量食物。

结合自身身体情况及缺乏的营养素来看

某一种食物就算再好，也不是人人都适合吃。猕猴桃对便秘的人很友好，但对容易腹泻的人就不适宜了。生吃番茄对高血压、冠心病患者是很好的，但胃溃疡患者就不能吃得太多。产妇一天吃 2 个鸡蛋没事，患有胆结石的人可不敢这么吃。

再比如说，如果比较钙含量，牛奶远远高于牛肉。但如果比较铁的含量，牛肉则远超牛奶。所以说，对缺钙而不缺铁的人来说，牛奶更好；但对于不缺钙而缺铁的人来说，牛肉羹更好。

综上所述，对天然食物来说，好食物和坏食物之间没有严格的不可逾越的鸿沟。适量饮食，合理搭配，烹调方法科学，适合自己的身体状态，绝大多数天然食物都能纳入健康饮食。

延伸阅读　**吃茄子的要点**

1. 如果血糖、血脂、血压高，且没有贫血或缺锌的问题，那么非常适合多吃茄子，吃的时候千万不要去掉茄子皮。
2. 如果超重或减肥，非常适合吃茄子，但一定要注意少放油、盐。茄子本身的热量很低，但非常容易吸油，炒菜时油放太多，热量会非常高（每克油的热量约 9 千卡）。

这些传说如何分辨？
抽丝剥茧，探寻真相

为什么流行的减肥方法总是那么吸引人

营养专家总是不厌其烦地告诉大家："减肥的唯一路径是要均衡饮食，同时适度制造热量负平衡。"实际上，无论用什么方法减肥，这个营养策略是绕不开的。但这话听起来没有一点儿吸引力。

而各种流行的减肥方法总是告诉大家："无须节食！想吃啥吃啥！不麻烦！减重快！"这听起来就很有蛊惑性。但是，大家有没有想过，如果这些方法真的有效，为什么还有那么多肥胖的人？

有人专门统计过，世界上各种减肥方法有上万种，但大部分都没有效果，而少数所谓有效的方法，也有潜在健康风险。很多方法只是让你变相节食而已。

> 比如说，一段时间内只吃某些蔬果，其他的都不能吃，最好盐都不放。
> 再比如说，吃各种代餐粉，暂时大幅度减少热量摄入，或者长期不吃
> 主食，从而使体重快速下降。
> ⋯⋯⋯⋯

其实，让人长胖的是错误的饮食和生活习惯，比如缺乏运动、久坐不动，饮食过度，喜欢吃甜食、喝甜饮料，喜欢吃油腻煎炸食物，等等。这些导致肥胖的根本原因如果不改变，用什么时髦的减肥方法都是没有用的。所以还是要摆正心态，靠持之以恒的自律来保持好身材。

控糖电饭煲，真的有用吗

最近，控糖电饭煲受到了大家的追捧。有人说，用控糖电饭煲来做发芽糙米饭，食用后餐后血糖较低；也有人说，用它做的米饭能沥去部分糖分，使米饭抗性淀粉含量增加。不少网友问，控糖电饭煲真的能控糖吗？

1 控糖电饭煲提供了多种烹饪方式，让大家在做饭时有更多选择。

2 "沥糖"米饭确实消化速度慢，抗性淀粉含量高，但 B 族维生素损失较多，并不是控糖的最佳方案。如果要吃，日常还应注意补充 B 族维生素，并增加低盐蔬菜的摄入量，以便补充钾。

3 发芽糙米饭的血糖指数不一定低，但营养价值相较白米饭高。

4 控糖电饭煲的最合适用法是制作混合杂粮饭。如果能够增加全家人对混合杂粮饭的接受程度，对健康很有益处。

因此，如果想要利用控糖电饭煲控糖，效果不一定好，可以考虑控制食物中的添加糖。但仍推荐大家用这种电饭煲制作发芽糙米饭、混合杂粮饭，以便丰富饮食、增加食物品种。

血糖指数失效了？面条比米饭更易升糖吗

食物血糖生成指数（GI）简称血糖指数。有的人查 GI 表，发现面条和米线的 GI 值都比米饭低，就用面条代替米饭作为主食，但发现血糖控制依然不理想，有时候觉得吃米饭控糖效果更好。难道 GI 失效了。其实，GI 固然是科学数据，但个人身体反应才是最重要的。大家对 GI 的概念缺乏全面了解，导致误用、误解。

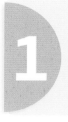 食物的 GI，从某种意义上来说，是食物的一种固有性质。

 食物的 GI 值低，甚至一餐的 GI 值低，不一定代表长期的血糖控制工作做得好。

 单一食物的 GI 值，不等于一餐的 GI 值。大家查一下食物 GI 表就会发现，虽然米饭和馒头的 GI 值分别高达 83 和 88，但将食物组合一下，如米饭＋芹菜＋猪肉、馒头＋芹菜＋鸡蛋，就能使食物的 GI 值分别降到 57 和 49，米饭＋鱼甚至能把食物的 GI 值降到 37。所以，建议大家不要嫌麻烦，注意食物多样化，将鱼、畜禽肉、豆制品、蔬菜搭配着主食一起吃，对控制餐后血糖是很有帮助的。

GI 不是评价健康饮食的唯一指标。除了 GI 之外，还要考虑食物的营养均衡、热量高低、营养密度等。

日常饮食中，推荐大家多选择全谷物和杂粮作为主食，因为它们不仅在 GI 上有优势，还含有充足的维生素、矿物质、膳食纤维、植物化学物等。

所以说，三餐关乎自己的健康，绝对不能总是凑合。一碗蛋炒饭、一碗面条加两勺卤、一盘葱花炒饼、一份加了少量黄瓜丝的凉皮、一块比萨加一杯可乐之类的省事吃法，其营养价值和血糖控制效果实在不怎么样，糖尿病患者尤其要注意。

炸薯片比蒸土豆的 GI 低？小心低 GI 的三个误区

很多人都认为低 GI 饮食能帮助控制血糖和体重。但食物 GI 表中，香脆的炸薯片竟然比原味的蒸土豆的 GI 值要低，难道说可以放开了吃炸薯片吗？其实，完全不是这样。

蒸土豆口感绵软，消化快；炸薯片质地硬且多油，消化慢。吃完蒸土豆后，体内可快速生成葡萄糖，GI 值自然高。炸薯片高油高盐，食用后在体内生成葡萄糖的速度较慢，GI 值不高，但它实在不是好食物的代表。有关食物的 GI，还要注意下面几点。

1

同样吃含 50 克碳水化合物的食物，要看看哪种食物容易吃进去

热量低的食物，吃足 50 克碳水化合物通常需要很大的量。比如，蒸南瓜的 GI 值是 67，但所含的碳水化合物只有 5%，要吃 1 千克蒸南瓜才能凑齐 50 克碳水化合物！可是，平时没人会一口气吃那么多南瓜。

如果是高热量、高碳水化合物食物，没怎么吃，就能达到 50 克碳水化合物的量。大家爱吃的饼干、炸薯条、红薯干、糖果等，所含的碳水化合物高达 50% 甚至 70%。且吃了就很难停下来，轻轻松松就能摄入上百克的碳水化合物。所以，不要因为食物 GI 值低而放松警惕！

2

要看哪种食物的热量高

GI 的概念是没有考虑热量的。以炒花生米为例，热量高达 550 千卡 /100 克，而 GI 值很低，只有 11。对减肥、控糖的人来说，当然不能因为炒花生米的 GI 值低就一口气吃很多。当然，对于那些高 GI、高热量，口感还很好的食物更要小心，比如苏打饼干等。

3

要考虑食物的营养价值以及对代谢的长期影响

有些食物本身 GI 值较低，如可乐，但加入了果糖以增加甜味，这类甜饮料会降低胰岛素的敏感性，提升尿酸水平。所以并不推荐大量饮用。

饮食平衡，搞定
6 大常见代谢紊乱

肥胖：
少吃多动加平衡

肥胖，危害健康的流行病

时光如白驹过隙，眨眼间来到吃喝不愁的物质充裕年代，中国人的膳食结构发生剧烈变化，而很多人的饮食观念还停留在物质短缺的年代，肥胖像一场超级流感一发不可收拾。

但是，现在当我们谈论肥胖时，很大一部分谈论的是因其导致的 2 型糖尿病、高血压、血脂异常、心脏病、痛风等疾病，它们构成我们通常说所的代谢综合征。此外，肥胖还有可能导致非常可怕的肿瘤，如大肠癌、乳腺癌等。

肥胖伴随着这些疾病而发生，同时，肥胖也是这些疾病的诱因。只有 20% 的肥胖人士的新陈代谢是正常的，拥有正常人的寿命。肥胖本身不一定致命，但由此引起的相关疾病则会严重影响健康和寿命。

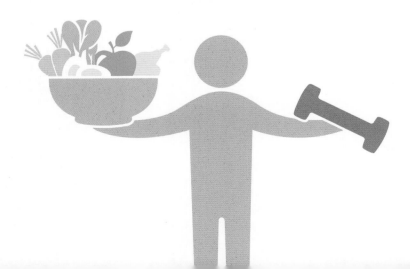

来看看，你到底是不是肥胖

体质指数法

体质指数法是目前世界范围内广泛采用的成人肥胖判定方法。

> 体质指数（BMI）＝体重（千克）/ 身高的平方（米²）

世界卫生组织推荐的判定标准为：BMI 在 18.5 ～ 24.9 为体重正常；BMI<18.5 为慢性营养不良，属于偏瘦；BMI ≥ 25 为超重；BMI ≥ 30 为肥胖。

世界卫生组织的这个标准是根据欧美人群的资料制定的，对于身材相对矮小的亚洲人群不适宜。因此，我国也提出了自己的标准，BMI 在 18.5 ～ 23.9 为体重正常；BMI ≥ 24 为超重，BMI ≥ 28 为肥胖。

体质指数法的优点是充分考虑了全身状况，缺点是该法会受到肌肉和骨骼的影响，如运动员肌肉比较发达、体重较大，体质指数较高，但此时不能将其视为肥胖症。

腰围法

腰围也能够反映一个人的肥胖程度，它主要是判断腹部脂肪，也是判定肥胖程度的一个好方法。一般来说，腹部越肥胖，患慢性病的危险越大。

在安静状态下找到肚脐，稍微往下一点，拿皮尺量一圈即为腰围。如果把握不好，就量平着肚脐的腹围也可以。

> 女性超过 85 厘米，男性超过 90 厘米，称为腹型肥胖

腹部肥胖反映了腹部脂肪的堆积情况，是衡量肥胖的一个实用指标。当然，最好将 BMI 和腰围二者结合起来进行评估，这样更全面、更合理。达到这两个指标中的任意一个，都算肥胖。基于这样的标准，中国有 1 亿以上的肥胖人群。

减肥，做好持久战的准备

胖子是一口口吃出来的，肥也得一点点减下去。减肥是一个综合的、长期的过程。如果一个胖子梦想一夜之间就变瘦，这是不可能的。

心理学中的皮格马利翁效应是指：如果对一个人传递积极信息，就会使他进步得更快，发展得更好；反之，如果向一个人传递消极反馈，会使其自暴自弃，放弃努力。减肥是一个和自我斗争的长期过程，不会有人每天给你传递积极信息，需要自我建立正向的积极反馈。

减肥一定要做到热量负平衡

对于肥胖人士来说，减肥的核心原则就是制造热量负平衡，也就是让吃进去的食物所产生的热量小于人体消耗的热量，即让热量入不敷出。

肥胖者应限制总热量，主食可以相对减少三分之一的量。需要注意的是减少主食并不意味着不吃主食。但油条、炸糕、白面包、饼干、蛋黄派、麻团、炒面等食物热量高，不利于减肥，选择主食时应尽量避免。

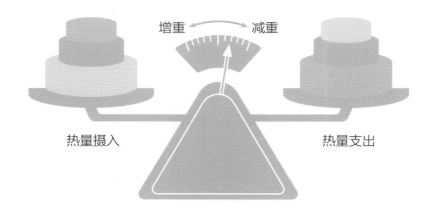

光减热量不行，要注意其他营养素的均衡

有一个肥胖患者，一味强调"不吃饭"，最后减来减去，蛋白质亏损得一塌糊涂，肺炎也减出来了，感染性并发症也出来了。要知道，大家减肥的目的是健康，别越减肥越不健康，违背了初衷。

大家在减热量的同时，一定要注意以下几点，保证基本的营养，避免因为营养补充不够导致营养失衡。

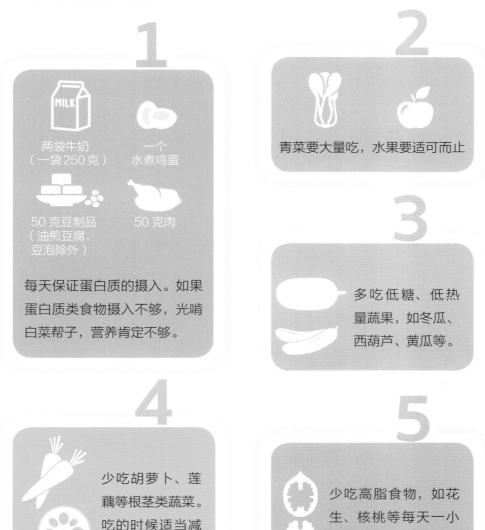

1

两袋牛奶
（一袋250克）

一个
水煮鸡蛋

50克豆制品
（油煎豆腐、
豆泡除外）

50克肉

每天保证蛋白质的摄入。如果蛋白质类食物摄入不够，光啃白菜帮子，营养肯定不够。

2

青菜要大量吃，水果要适可而止

3

多吃低糖、低热量蔬果，如冬瓜、西葫芦、黄瓜等。

4

少吃胡萝卜、莲藕等根茎类蔬菜。吃的时候适当减少主食摄入。

5

少吃高脂食物，如花生、核桃等每天一小把（10~20克）即可。

某些营养素虽促胖，但不能没有

需要注意的是，某些营养素虽然有促发肥胖的作用，但是不能没有。

举个例子，日常大家吃的油和肉，对肥胖患者来说是要限制的，但是不能不吃。有一个年轻女孩，为了减肥，完全不吃任何动物性食物，所有菜全部水煮，稍微多吃一口要跑十几圈，最后出现了皮疹、脱发、贫血等，就是因为必需脂肪酸等缺乏造成的，而必需脂肪酸来自肉、植物油。这姑娘减来减去把肥减歪了。

降低"单位一口"效应

门诊时，遇到一个患者，他的饭量并不大，但他喜欢往食物里加糖。比如喝粥，一小碗要放三四勺白糖，热量一下子就上去了，所以体重很难控制。要想控制体重，除了减少食物摄入量以外，还要尽量少吃热量高的食物，更要避免人为"制造"高热量。同样多的食物，选择单位热量低的食物，摄入的总热量就会较低。

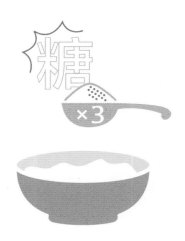

其实，什么东西都可以吃，但是有些东西的量一定要严格控制，比如猪油、肉皮、可乐、糖果等，以免导致总热量超标。

进食的速度要慢下来

人要形成"吃饱"的生理反射，须在进食 15 分钟以后，这时身体会产生反射，告诉大脑"我吃饱了"，然后血糖慢慢上升，降低摄食欲望，减少进食。但是很遗憾，很多肥胖人群吃饭时狼吞虎咽，身体形成不了反馈信号，导致过量进食。因此，吃饭快成为减肥最可怕的绊脚石。推荐大家一口饭嚼 25 下再咽下去，一顿饭吃 25 分钟以上。

减肥和运动结合，做到吃动两平衡

光管住嘴，不迈开腿，这个肥也是减不下去的。运动方式多种多样，快走是一个容易操作、也易被大家接受的运动方式。建议大家以 10 分钟走 1300 步的步速进行，达到 30 分钟 4000 步左右。从减肥角度看，这是必须的。如果是散步，虽有利于控血脂，但减肥效果不好。如果选择跳绳，有一点必须强调，跳绳时膝关节负荷大，容易出现膝关节骨质的变化。

运动是把双刃剑，对肥胖患者而言，从体能状态、心脏和关节的保护，以及实际操作的方便程度来看，快走是一个不错的选择。

此外，还需要做力量锻炼，每天做哑铃操、扩胸等，增加肌肉量，有助于热量消耗；身体肌肉多的人，热量消耗大，不容易胖。脂肪燃烧的热量相对少，所以肥胖者一定既要减脂又要增肌。

有一种说法是，先把肥肉减下去再增加肌肉，其实不然。减脂、增肌基本上是同时进行的，尤其是女性，不用担心会练成"金刚芭比"，因为肌肉的增加是有一定限度的，它不会无限地增加下去。

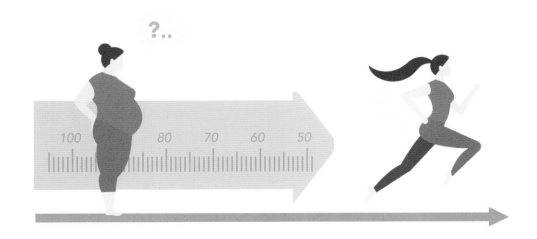

快走 30 分钟

　　快走是一种既方便又简单的运动，而且对场所也没有太严苛的要求，适合除严重腿部创伤以外的绝大多数人。其实快走对膝盖的磨损也没有想象那么大，强度也较其他有氧运动小。如果是在跑步机上练习，还可以把快走进阶成坡度走。

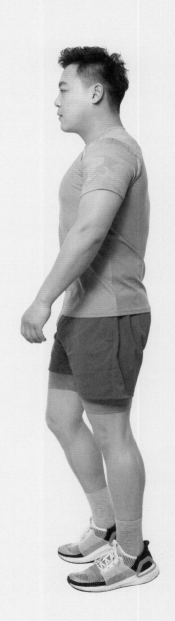

1　热身，可以像平时走路一样，抬头挺胸，双臂自然摆动。这个阶段是为了在进入快走阶段前，平稳呼吸，调整好步伐，使整个身体活动开。

2　有意识地加快步伐，抬头挺胸，双臂自然摆动，一般步幅 40 厘米，步频每分钟 130步。10 分钟约走 1300 步，呼吸达到微喘但可以交谈的地步。

3　慢慢调整步伐至正常走路状态。

简易燃脂哑铃操

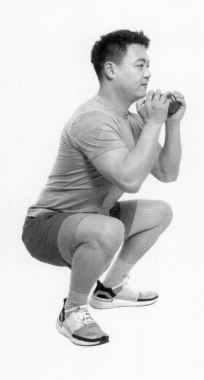

哑铃深蹲

目标肌群/ 肱四头肌、腿后肌、背部及臀部肌群。

动作要领/ 双脚打开，与肩同宽；双手抓住哑铃放在前侧，背部挺直；吸气，臀部慢慢下蹲至大腿与地面平行，恢复站姿，同时吐气。10 ~ 12次为宜。

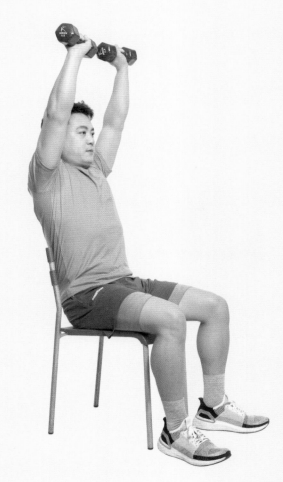

哑铃推举

目标肌群/ 三角肌、上背部肌群及肱三头肌。

动作要领/ 坐正，双手各拿一个哑铃于肩膀位置，吸气并缓慢将哑铃举过头，尽量推到最高处，使两个哑铃相互接触，吐气时恢复到初始姿势。10 ~ 15 次为宜。

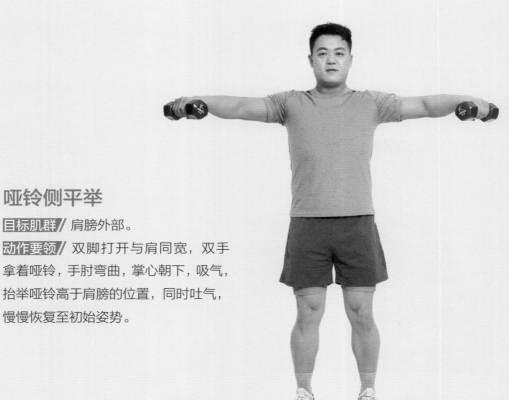

哑铃侧平举

目标肌群/ 肩膀外部。

动作要领/ 双脚打开与肩同宽，双手拿着哑铃，手肘弯曲，掌心朝下，吸气，抬举哑铃高于肩膀的位置，同时吐气，慢慢恢复至初始姿势。

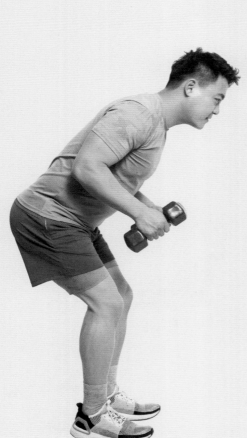

哑铃臂屈伸

目标肌群/ 三头肌。

动作要领/ 两手各拿一个哑铃，手掌向内，左臂弯曲时，让哑铃停在臀部旁，左肩维持不动，吸气，将左臂往后拉直，吐气，慢慢恢复至初始姿势。做完10 ～ 15 次后换另一侧重复动作。

延伸阅读 这些物品可替代哑铃

家里如果没有哑铃，可以用 500 毫升矿泉水瓶、1 升牛奶盒等进行锻炼，效果也很不错。

于康大夫解答时间

我是一名上班族，每天工作时间较长，没时间锻炼，我准备利用下班的时候慢跑回去，或者下班后在操场上慢跑几圈。但这个时候总觉得很饿，我不知道这样的锻炼方式是不是可取？或者说有没有什么危害？

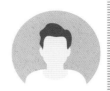

上班族小李

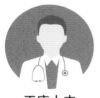

于康大夫

每天下班后运动是完全正确的，不用担心自己空腹，因为那时候不算空腹，我们说的空腹是指 12 小时以上不进食。如果中午吃过午饭，下班后慢跑回家完全可以，只要没有基础疾病，如糖尿病、高血压等，没有任何问题。

案例分析

一位患者分享了自己预防肥胖的经历，值得大家借鉴。2018 年前后小张发现自己有发胖趋势，于是开始注意细节。怎么办呢？每天走路 1.5 小时上班，然后中午打乒乓球，再加上饮食控制，半年之内减了 6.7 千克，使体重很平稳地"软着陆"。

小张在控制饮食的基础上加上适量的运动，做到吃动平衡，实现减重的目标。

因此大家在减重的时候也要借鉴小张的做法。

糖尿病：
低脂、低热量、低 GI 和 GL

胰岛素和胰岛素抵抗

近几年来，2 型糖尿病、肥胖、血脂异常等发病率居高不下，已经成为严重威胁人类健康的慢性病。这些疾病的发病机制之一就是胰岛素抵抗，很多患者往往同时存在上述问题，医学上把这类多种代谢性疾病集于一身的问题称为代谢综合征。

胰岛素是胰腺分泌的一种激素，它是人体内唯一能降低血糖的激素，胰岛素抵抗就是指身体对胰岛素不敏感，可以认为对胰岛素的作用有"抵触情绪"。为此，身体会分泌更多的胰岛素来帮助调节血糖，从而造成胰岛素的分泌相对不足。

热量摄入过多、活动量减少、肥胖、肌肉对血糖吸收减少、肝脏生糖增多、脂肪分解增多等，都会造成人体出现胰岛素抵抗的病理状态。防治胰岛素抵抗，应采取综合措施，如戒烟、改善膳食结构、多进行体育活动、减肥等。

简单来说，人吃一碗米饭，在体内，淀粉被分解成葡萄糖，葡萄糖进入血液循环中并被肌肉组织吸收，为人体提供热量。然而，血糖需要和细胞膜上的受体结合，才能打开通道使血液中的葡萄糖进入人体内的组织细胞。胰岛素相当于打开肌肉细胞之门的钥匙。如果身体出现胰岛素抵抗，胰岛素的作用效力下降，那么血糖就会卡在血液里，撞在通往肌肉组织的门上，无法进入。因为没有地方可去，人体血糖水平就会不断上升。

血糖平稳营养配方

对于血糖高的人，有个饮食调养的原则——在规定的热量范围内，达到营养平衡。在饮食中提倡适宜碳水化合物、适量蛋白质、高膳食纤维、高维生素，低 GI、低脂、低盐的原则。通过合理膳食，既能有效稳定血糖，又能降低糖尿病并发症的发生和发展。

控制总热量——达到或维持合理体重

超重、肥胖或体重过低均不利于糖尿病的治疗，所以一天的总热量供给要以能维持合理体重为宜，这一点很重要。

平衡膳食——合理安排营养素比例

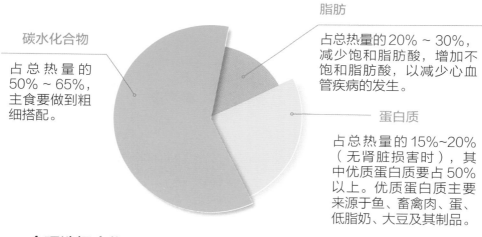

碳水化合物
占总热量的 50% ~ 65%，主食要做到粗细搭配。

脂肪
占总热量的 20% ~ 30%，减少饱和脂肪酸，增加不饱和脂肪酸，以减少心血管疾病的发生。

蛋白质
占总热量的 15%~20%（无肾脏损害时），其中优质蛋白质要占 50% 以上。优质蛋白质主要来源于鱼、畜禽肉、蛋、低脂奶、大豆及其制品。

合理选择食物

每日的饮食需摄入五类基本食物，以达到均衡营养的目的。

谷类：碳水化合物含量多在 70% 以上，主要以淀粉形式存在。粗粮宜选择整粒的或粗碾磨的谷物，如麦粒、玉米、荞麦等。

肉蛋类：在规定量内尽量选用瘦肉，少吃肥肉和动物内脏等。鸡蛋以每天 1 个或每周 3 ~ 5 个为宜。

蔬果类：每日蔬菜摄入量不少于 500 克，水果可作为两顿正餐之间的加餐（前提是血糖控制良好）。

奶制品类：超重或肥胖的糖尿病患者宜选低脂或脱脂奶。

油脂类：一天摄入的油量最好不超过 25 克。

控制饥饿感，血糖稳定一大半

对于血糖高的人来说，其实馋的问题好控制，但是饿的问题不好控制。如果控制不了饥饿感，控糖可能会前功尽弃。很多人会问，白米饭配着什么东西吃能降低餐后血糖？其实，日常膳食一定要丰富多样，不仅要增加全谷物的比例，还可以把米饭和杂豆、蔬菜、肉蛋合理搭配起来，这样做营养更丰富，还能增加饱腹感，增强胰岛素的作用，从而降低血糖反应。

1 加点粗粮

糙米、大麦、玉米、燕麦等粗粮富含膳食纤维，可有效降低米饭的消化速度，避免餐后血糖骤升。

2 加点豆类

研究表明，用含碳水化合物较高的杂豆类代替一部分精白米面，可以帮助提高饱腹感。依据个人喜好，可在米饭中适当加点红豆、芸豆、绿豆、黑豆、鹰嘴豆等。

3 加点蔬菜

这里的蔬菜可不是指绿叶蔬菜，而是白萝卜、菜花、西蓝花、茄子等。这些蔬菜热量比较低、体积又比较大，吃下去胃排空比较慢，不容易产生饥饿感。

4 加点高蛋白质食物

蛋白质的消化时间较长，让人有持久的饱腹感。配米饭吃时能降低血糖反应的高蛋白质食物有去皮鸡肉、鲈鱼、煮鸡蛋、豆腐、牛肉丸等。比如说，白米饭本身的血糖指数是 90，而米饭 + 鱼、米饭 + 蒜薹 + 鸡蛋，血糖指数分别是 37 和 68。

主动平衡，这些营养素及时补

纵观世间，一切正常状态的法则就是"平衡"。凡事平衡则利，过极则害。对于糖尿病，在规定的热量范围内，达到营养的平衡尤为重要。因此，在饮食上要树立正确的观念，并不是越少越好，而是要做到营养全面和均衡。所谓营养全面，就是营养素尽可能要全，食材多样化，活用食物交换份法变换种类吃；所谓均衡，就是营养素之间要有一个恰当的比例，而这一点较难掌握。

糖尿病的特点是多食、多饮、多尿，虽然吃得多，喝得多，但排泄得也快，许多水溶性营养素，如维生素 C、B 族维生素都随着尿液的排泄而丢失了。因此，糖尿病患者对某些微量营养素的需求比健康人要高，像维生素 C、B 族维生素、维生素 A、锌、硒、铬、膳食纤维等体内易缺少的营养素尤其要补足。

把自己的胃缩小，降低热量摄入

对于那些肥胖的糖尿病患者来说，推荐低热量的平衡膳食。简单来说，第一，要控制总量（如果饮食总量不控制，血糖、血压的控制难度要比体重正常者困难得多），要少食多餐，不要一次性吃太多。有些糖尿病患者把自己的胃撑得很大，这样的患者要让胃"缩小"，怎么缩小呢？少食多餐，每餐比平时少吃几口，经过一段时间慢慢适应，胃就缩小了。第二，尽可能用低热量食物替代高热量食物。但是不能把动物性食物都"赶走"，要保留低脂肪、低胆固醇的。

低脂，不仅仅是控制食用油

食用油 99.9% 都是脂肪，热量非常高。如果一天少吃 10 克炒菜油，相当于减少 10 克脂肪的摄入。一年积累下来，就减少了 3.65 千克重的纯脂肪摄入！从营养学角度讲，低脂实质包括两层含义：一是限制脂肪的数量；二是考虑脂肪的质量，即保证饱和脂肪酸在合理范围、反式脂肪酸不超标。那怎样才能做到呢？

选择有利于健康的烹调方式

烹饪时多用蒸、煮、炖、焖、焯、凉拌、急火快炒等方式，使用不粘锅、电烤箱、电饼铛等烹调用具，均可减少用油量。

如果每天三餐只吃红烧和煎炸菜肴，油脂摄入量必然超标。解决方案不是炒菜时不放油，而是减少烹炒煎炸菜肴的比例，多用少油烹调方法。比如说，把红烧鱼换成清蒸鱼，把糖醋排骨换成清炖排骨，不仅能减少用油量，还能炖出不少排骨本身带的油。出来的这点油还可以用来烹调蔬菜，又省了炒菜用油。

另外，用不粘锅替代普通铁锅，用空气炸锅替代普通锅油炸，用电烤箱烤替代油煎，都可以帮助在减油情况下做出美味食物。

坚持家庭定量用油，控制用油总量

可将全家每天烹调用油盛入一量具内，炒菜时均从该量具内取用，逐步养成控制用油量的习惯。

合理控制饱和脂肪酸的摄入

红肉富含饱和脂肪酸，每 100 克生五花肉中，含 10~20 克的饱和脂肪酸。一般建议将饱和脂肪酸的摄入量限制在每天热量供应的 10% 之内，如果每天摄入 2000 千卡的热量，饱和脂肪酸的摄入量就要控制在 20 克左右。

油炸处理会使不饱和脂肪酸的双键发生顺反异构，产生反式脂肪酸。所以，要少吃各种油炸食品，特别是高温油炸，以及低温油炸制成的综合蔬果干。植物奶油中不但含有较多的饱和脂肪酸，还含有反式脂肪酸，并不比猪油、牛油更好。选购食品时要注意查看食品营养标签，配料表中含有棕榈油、起酥油、植物奶油的，以及营养成分表里含有反式脂肪酸的食品，都要尽量少吃。

选对食物的标准：低 GI、低 GL

建议糖尿病患者用食物血糖指数（GI）和食物血糖负荷（GL）来选择食物，对于调节和控制血糖大有好处。因此，糖尿病患者在配餐时，建议多选用中低 GI 和 GL 食物。在国外，有许多专门针对低血糖指数饮食设计的菜谱。

多选用低 GI 食物

低 GI（0 ~ 55）食物包括豆类（如黄豆、绿豆、扁豆、四季豆）、麦麸、糙米、乳类、坚果等。一般来说，同类食物或者同一种食物采用不同烹调方式，血糖指数都有比较大的差异。比如说饭类，糯米饭的血糖指数要高于大米饭。另外，食材烹调时间越长，食物的 GI 值也越高。

富含蛋白质、膳食纤维的低 GI 食物是餐前负荷（餐前负荷是一种通过减缓胃排空速度、刺激胰岛素和胃肠激素分泌达到平稳餐后血糖的进食模式。餐前负荷已被多项研究证明对于血糖的控制有积极作用）的好选择。吃早餐时，相比于同时吃面包牛奶，选择在吃面包前 30 分钟先喝一杯牛奶的进食方式更能有效降低餐后血糖水平。

需要说明的是，水果的甜度和糖分并不一定对等。比如西瓜虽然甜，但 90%都是水分，是低糖水果。而香蕉虽然尝起来没有西瓜甜，却是标准的高糖水果。

食物血糖负荷

食物血糖负荷（GL）=（GI × 碳水化合物的克数）/100

比如：西瓜的 GI 值为 72，每 100 克西瓜中含有的碳水化合物为 5.5 克。那么，当吃下二两（100 克）西瓜时，食物血糖负荷 GL=72×5.5/100 ≈ 4。

也就是说，西瓜的 GI 值虽高，但如果吃的量少，GL 值也很低，对血糖的影响就不大。

还有一个很好的例子就是胡萝卜。胡萝卜的血糖指数比较高，为 71，而每 100 克胡萝卜中含碳水化合物 8.1 克，如果吃 100 克胡萝卜，食物血糖负荷 GL=71×8.1/100 ≈ 6。所以，胡萝卜的血糖指数虽然比较高，但通常其总碳水化合物含量比较低，因此，对血糖的影响并不大。

大致说来，GI 超过 50 或 GL 超过 20 就不妥，二者数值越低越好。

延伸阅读 **利于降血糖 ≠ 利于整体健康**

能帮助延缓餐后血糖反应的食物，不一定就是有利于糖尿病患者的食物！还要考虑热量高低，考虑是否饱和脂肪酸含量过多。比如高脂食物 GI 值普遍不高，但因此就放开吃猪油拌饭等，则不利于血糖的长期稳定及各种心血管并发症的预防，不利于整体健康。

快乐组合拳消耗体内的"糖"

要是把饮食和运动都做好了，控糖之路也就成功了一大半。

下面谈谈有氧运动和力量锻炼这套控糖组合。大家都知道，有氧运动是在消耗体内的"糖"，而常被人忽视的力量锻炼是在改变人的代谢空间，肌肉量越多，它的能量代谢就越强，消耗体内"糖"的能力就越强，从而减少机体对胰岛素的依赖。国外一项研究发现：快走加哑铃的组合，很适合 2 型糖尿病患者。有研究显示，血糖高的人，每日快走加做哑铃操，坚持半年以上，糖化血红蛋白、体重等指标会有所下降，服药量也随之减少。

哑铃既便宜又易于操作，是力量锻炼的好器材，比如在走路时手握小哑铃，有意识地甩手；跑步时双手拿着哑铃。这些方法其实就是"负重锻炼法"，做这些锻炼时一定要集中注意力，以免哑铃摔落造成事故。哑铃练习时，最好计算 RM（最大重复次数）值，即某项锻炼自己一次最多能做的次数。比如一个人每次举哑铃最多能做 10 个，那么 RM 值即为 10，就以 10 个为标准，连续完成 3 组，每组间休息 1 分钟。还可和其他练习搭配进行，循环 3 次。

快慢结合步行法

快慢结合步行法是减肥、控血糖的好运动，具体操作时有几点需要注意。

1 把握速度。如果不能适应连续半小时快步走的运动量，不妨从小运动量开始。可以每天步行 3 次，每次步行 10 分钟，直到可以连续步行 30 分钟。

2 忽快忽慢。如果走得快，强度大，持续时间可以短些；如果走得慢，强度低，不妨每天多走半小时，通过加长步行距离累积运动量。还有个好方法是，可以在一次锻炼中采用不同的强度，快走 10 分钟再放慢速度走 10 分钟，对提高心肺功能很有好处。

3 挑战难度。我们称用力走路为"劲走"，劲走非常有利于减轻体重、消耗血糖、保持肌肉总量。就是每一步都要用脚趾发力，让全身的肌肉尽可能地参与进来，最好有一种弹起来的感觉。

4 增加新鲜感。可选择快步走与手握哑铃相结合，哑铃也可用矿泉水瓶代替。先快走一段时间，再握着哑铃慢走，慢走时要甩开双臂。

控糖组合操

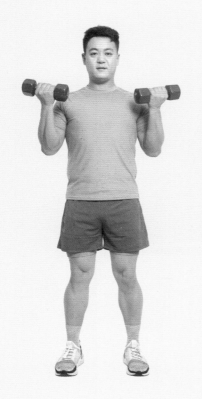

双臂屈伸

目标肌群/ 肱二头肌。

动作要领/ 双手各握一个哑铃，自然下垂，然后双臂上提，肱二头肌用力，前臂旋转让手掌面向肩膀。坚持 5 秒后放下手臂回到原位，放松过程尽量不用力。重复动作 10 ～ 15 次。

哑铃跨步蹲

目标肌群/ 肱四头肌、臀部、背部及小腿肌群。

动作要领/ 双手各拿一个哑铃放在身体两侧。吸气时一脚往前跨一大步，膝盖要超过脚跟，后腿下弯至膝盖触地，吐气时恢复到初始姿势，10 ～ 15 次后换另一侧做重复动作。

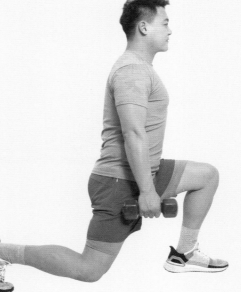

胸部推举

目标肌群/ 胸部肌群。

动作要领/ 平躺后膝盖弯曲，脚掌踩地。横杠放在胸上方1厘米处，两腿分开成45度角。当杠铃推起至两臂伸直时，必须使胸大肌处于完全收缩状态，稍停后还原。上推时用鼻子呼气，还原时用口吸气。

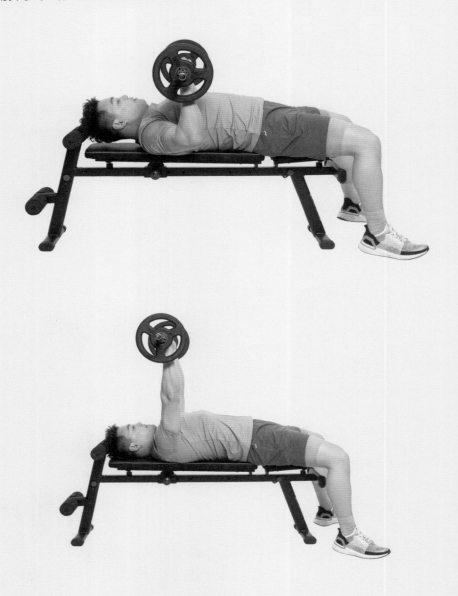

于康大夫解答时间

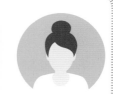

我是一个跑步爱好者，但近期查出患有糖尿病，请问我是否还可以继续跑步？

上班族雯欣

于康大夫

可以继续跑步。糖尿病患者在跑步时不要运动过量，防止低血糖的发生。通常每次慢跑的时间可从 10 分钟开始，逐步延长至 30 ～ 40 分钟。运动中应注意避免出现气急、呼吸困难、恶心等情况。40 岁以上患者尤其需要做心电图运动试验检查，并保证充分的准备活动和整理活动，以确保运动的安全性。持续运动时，每 30 分钟要补充糖分和水，具体运动处方可以请医生测评身体情况后开具。

案例分析

我曾经遇到一名刚查出糖尿病的中年患者，次年他又离了婚，一次次打击让他甚至想过轻生。就在他一次遛弯时"邂逅"了越野行走组织后，他就爱上了这项运动。在他身上，有些经验可以分享：第一，团体运动比个体运动更易坚持。他无论春夏秋冬，无论什么天气，几乎每天都能坚持走 10000 步，到现在已有 5 年多。天寒时他确实曾想过放弃，但一想到有那么多队友在等他，高血糖也在"跃跃欲试"，他便击败了懒惰。第二，只要是 3 千米以下的路程，全部是走路。所以，当你喜欢一项运动时，就要坚持，3 个月就会形成习惯，而这 3 个月所养成的习惯可能会让你受益终身。

高血压：
高钾低钠是关键

"盐多必失"，你失去了什么

食盐可分为海盐、井盐、矿盐、湖盐、土盐等，其主要成分都是氯化钠，人的身体需要氯化钠，因为它能调节体液，平衡电解质。大约 1 克盐就足以担负起这种功能。

世界上对盐与高血压的关系已研究了 100 多年，发现高盐摄入可引起血压升高。主要是食盐中的钠能引起水钠潴留，导致外周血管阻力增大，引起血压升高。事实上，过量吃盐，对身体的危害还有很多。

盐

高盐饮食会升高血压，而高血压同时合并高尿酸血症的现象十分普遍

盐与血压及血尿酸的关系

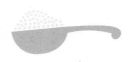

盐每减少 **1** 克

收缩压约平均降低
1mmHg（毫米汞柱）

舒张压约平均降低
0.6mmHg

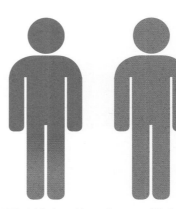

血尿酸越高，控盐、防痛风石越有必要

血压正常者，减盐有利于维持正常血压

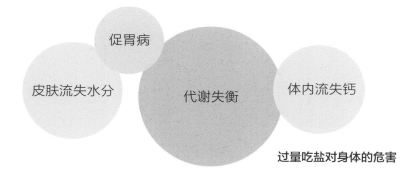

促胃病

皮肤流失水分

代谢失衡

体内流失钙

过量吃盐对身体的危害

由"口重"变为"口淡"是第一步

饮食降血压的第一点就是要少吃盐，国际临床营养研究证实，让高盐饮食（每日 10 克钠盐以上）的高血压患者改吃低盐饮食（每日 4 克钠盐以下），经过 3 个月的饮食治疗，患者的收缩压平均降低 2.2 毫米汞柱。所以，从一个"口重"的人变成一个"口淡"的人，付出"这个代价"是非常值得的。

从"口重"变"口淡"需要一个过程，这个适应周期有长有短，如果你能坚持一个月以上的低盐饮食，可能就会逐渐习惯。有些人在这个过程中可能会有食欲下降的情况，但也不是没有解决的办法。

办法一：加点醋调味，以弥补盐分缺乏的"遗憾"。

办法二：有意识地选择本身有特殊风味的食物，以弥补口感的差异，比如烹调时加入番茄、洋葱、柿子椒，不需要加很多盐也很好吃。

均衡膳食，平稳血压

限制总热量，尤其是控制油脂类型和摄入量

减少动物食品和动物油摄入，减少反式脂肪酸的摄入（主要来源是人造奶油），适量选用橄榄油。

限制高胆固醇食物

如动物内脏、肥肉、鱼子、蛋黄、乌贼鱼等。如果长期进食高胆固醇食物，可能导致血脂异常，促发动脉硬化，加重高血压的发展。

适当摄入低脂肪、优质蛋白质食物

每日脂肪的摄入不超过 50 克，在限量范围内选择富含不饱和脂肪酸的油脂和肉类，会减少动脉硬化的发生。大豆蛋白可以降低血浆胆固醇浓度，防止高血压的发生发展。每周进食 2 ～ 3 次鱼虾、去皮禽肉，比进食同样多的畜肉更有助于改善血管弹性。

提倡吃谷薯类食物

特别是玉米面、燕麦、荞麦、小米、红薯等含膳食纤维较多的食物，有助于促进胃肠道蠕动，有利于排出胆固醇。

多吃绿色蔬菜和新鲜水果

它们富含维生素 C、胡萝卜素及膳食纤维等，有利于改善心肌功能和血液循环；还可促进胆固醇的排出，防止高血压的发生发展。

"低钠高钾"如何实现

62 岁的黄先生去年患上了高血压，为了控制血压，医生叮嘱他要限盐，这让一直以来习惯"重口味"的黄先生难以接受。最近，听朋友说吃香蕉可以补钾，有助于降血压，于是他每天吃几根香蕉，但在饮食上依然放任。孰知，一个月下来，血压并没有下降。他很疑惑，补钾不是会降压吗？为什么血压还是居高不下呢？

补钾和减钠要同步

调查显示，中国居民的盐摄入量保持在较高水平。在饮食中增加富钾食物，降低烹饪中的用盐量，对控制血压，预防高血压、脑卒中等都是有利的。此外，补钾的同时要注意筛查肾功能，如果肾功能不好，就要谨慎补钾。除了补钾，减钠也同样重要。一味补钾却继续"重口味"，这样的补钾方式是徒劳的。

补多少钾是合理的

《中国居民膳食指南（2022）》推荐健康成年人每天补充 2000 毫克钾。

2000 毫克钾 ≈ 350 克青菜 +100 克苹果或橙子 +50 ～ 100 克菌类

补钾"能手"知多少

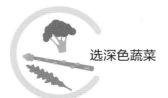 选深色蔬菜

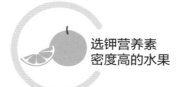 选钾营养素密度高的水果

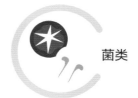 菌类

大部分新鲜蔬菜都富含钾，尤其是深色蔬菜，如苋菜、油菜、圆白菜、小白菜、菠菜等。

选择水果不能只看钾含量的高低，还要关注钾营养素密度，也就是用钾含量除以热量得到的值，该值越大，对供应钾就越有效。如同样是100克的香蕉和橙子，橙子的钾营养素密度就比香蕉大，所以用橙子补钾更好。

菌类营养相当丰富，如木耳、香菇等富含钾且含糖量低，很适合高血压合并糖尿病患者食用。

易缺之钙不仅要补，更要固

高血压患者应该中午吃些鱼或豆制品，饭后喝一杯酸奶，到下午3点左右再到户外散步晒10分钟太阳（促进钙的吸收与利用），再回来量血压，就会发现血压有所下降。国外也有研究发现，如果每天摄入足够的钙，收缩压升高的趋势就会减缓。在临床上经常看到，高血压患者体内普遍存在"三高一低"的现象，即细胞内钙增高，肾脏排泄钙增高，甲状旁腺激素增高和机体缺钙。这充分说明高血压患者很有必要补钙，钙与血压"你高我低"。

最适合补钙的食品是奶制品，每天饮用300～500克牛奶，可补充300～500毫克钙。有些成年人喝牛奶感到肚子不舒服，可以改喝酸奶，尤其是一些含糖量较低的酸奶。酸奶不一定要喝凉的，也可以焐热了再喝，或者可以和一些热的食品搭配吃。每天喝杯奶，晒晒太阳，就可以辅助降血压，这是多么惬意的事！

高钙饮食，当心镁不足

镁和钙是一对好搭档，当钙被吸收进入血液后，镁就像个搬运工，不断地将钙搬进骨骼，直到骨骼不再缺钙为止，如果血液中还有多余的钙没搬完，镁又将它们客气地"请"出体外，生物学上叫作"拮抗"，避免钙沉积到其他地方。所以，高血压患者别一味高钙饮食，而忽略了补充镁。镁也可以扩张血管，有助于降血压。

通常来讲，钙与镁的比例应该是2：1。也就是说，如果每天摄入800毫克的钙，那么就应该摄入400毫克的镁。镁在植物性食物中含量很高，如绿叶菜，越绿的菜含量越高，因为镁存在于叶绿素中。镁含量高的还有荞麦、小米、燕麦、杏仁、西瓜子、海藻、豆类等。比如高血压患者早餐喝一碗燕麦片粥，下午三四点时吃点杏仁或西瓜子，就可以很好地补镁。

膳食纤维比推荐量稍高些没问题

经过肠道微生物消化的膳食纤维，会通过短链脂肪酸来调节血压和心脏功能，阻止高血压的发生。成人每天应摄入25克膳食纤维，但很多人都没达到这个标准。其实，患有高血压的人或有便秘困扰的人可多吃些膳食纤维，比推荐量高些都没问题。因为高血压人群一旦便秘是很危险的。

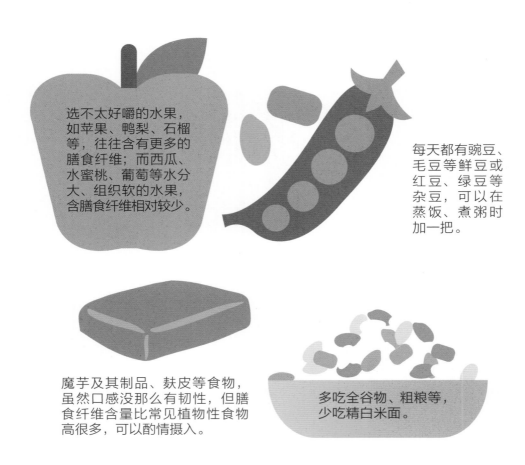

选不太好嚼的水果，如苹果、鸭梨、石榴等，往往含有更多的膳食纤维；而西瓜、水蜜桃、葡萄等水分大、组织软的水果，含膳食纤维相对较少。

每天都有豌豆、毛豆等鲜豆或红豆、绿豆等杂豆，可以在蒸饭、煮粥时加一把。

魔芋及其制品、麸皮等食物，虽然口感没那么有韧性，但膳食纤维含量比常见植物性食物高很多，可以酌情摄入。

多吃全谷物、粗粮等，少吃精白米面。

舒缓的运动，愉悦的身心

运动可以释放让人快乐的多巴胺，使人上瘾。那些轻松舒缓的有氧运动，如步行、游泳、骑自行车、太极拳、健身操、瑜伽、跳舞、呼吸冥想等，能缓解压力、娱悦心情、改善睡眠，高血压患者一旦爱上了这些运动并养成了规律的运动习惯，就可以通过全身肌肉的反复收缩，引起血管的舒张和收缩，促使血压下降。

高血压患者的运动跟一般人是不一样的，要做舒缓、有节奏的运动，不能突然发力，不要做憋气动作。每天晚上下班以后，应提醒自己：这段运动的黄金时光只属于自己，不要为了其他事情而破坏它。尤其是忙碌的上班族，一周五天上班时间，至少应该安排两三天在下班后实践自己的锻炼计划。至于周末，应该让运动成为一项必不可少的任务，不过要避免剧烈运动或者引起血压波动较大的急停急起的运动。

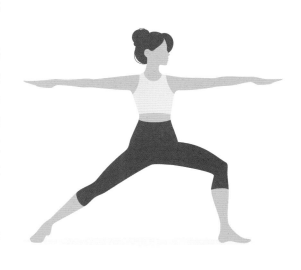

案例分析

公务员姜先生告诉我：某年体检，头一次发现血压升高了，心里恐慌了一阵。回家之后，太太一顿数落，说他就是"懒"惯了，天天回到家就躺在沙发上玩手机。现在不到四十岁身体就出问题了，要好好反省自己的生活方式是否健康。让他以后多分担点家务，晚上回家给他做点清淡的吃，基本都是一荤配三素，比如一份瘦肉或蒸蛋、一份绿叶菜、一份煮或炖的其他蔬菜，饭后陪他散散步……从此以后，每个周末姜先生都会早早起来，骑自行车去菜市场买菜，帮太太打扫卫生。天气好时，下午三四点和太太一起去公园散步或者一起去郊外远足。这种日子很惬意，什么烦恼都烟消云散了。

我想，他太太的忠告其实很靠谱。人生病了，亲朋好友的关怀和支持很重要。家人的关怀＋朋友的关心＋自己的努力，一定能找回健康！

有氧瑜伽

有氧瑜伽能帮助减脂，增加血管壁的弹性，对降血压有帮助。

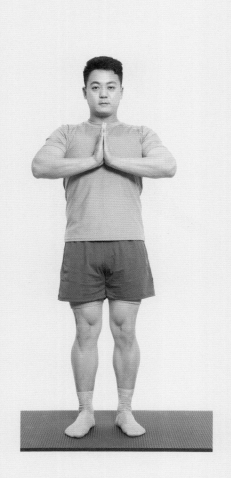

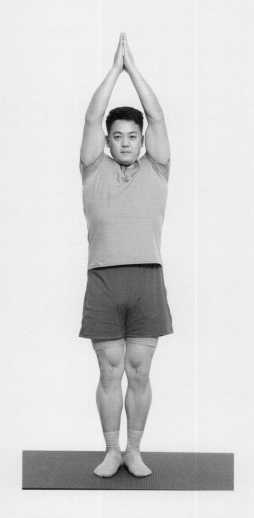

1 站到垫子的一端，双手合十于胸前，保持前臂与地面平行，腰背直立，感觉呼吸顺畅平稳。

2 吸气，手臂向上延伸，感觉大臂紧贴耳后，将下颌微微抬起，呼气，顶出髋部，上身及头部向后。（保持一次呼吸）吸气，抬头，带动身体回正。

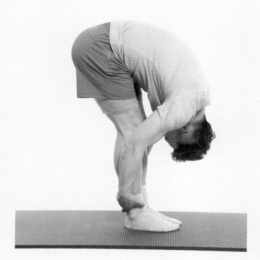

3 呼气，身体向前向下，可以的话双手抱住小腿，用额头去触碰小腿胫骨，感觉大腿后侧非常紧张，一定要保持膝盖绷直。

4 吸气，抬头，弯曲双膝，双掌贴地。呼气，左脚向后跨一步，左膝盖和脚背贴地。吸气，抬头带动身体直立，尽可能将髋部向下压。呼气，身体向后，注意保持身体平衡。吸气，抬头带动身体回正。

5 呼气，双手放回到脚的两侧。吸气，右脚一步向后跨出与左脚并拢，踮起脚尖，将臀部向上抬高。呼气，双肩下沉，尽量用额头去触碰地板。保持平稳呼吸，放松颈部。

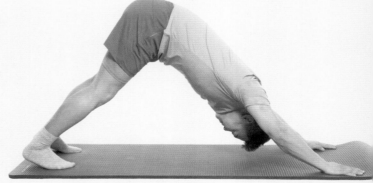

6 吸气，抬头，放低臀部，让身体成斜板状，不要耸肩。呼气，眼睛平视前方。

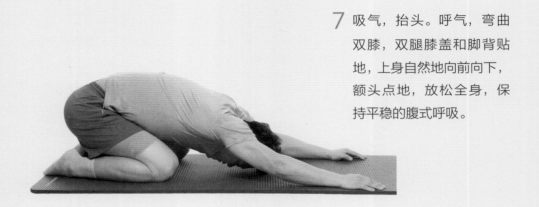

7 吸气，抬头。呼气，弯曲双膝，双腿膝盖和脚背贴地，上身自然地向前向下，额头点地，放松全身，保持平稳的腹式呼吸。

8 吸气，先用头部的力量带动上身向上，再伸直手臂。呼气，头部向后。注意双脚并拢，收紧臀部，不要耸肩。

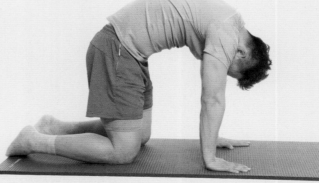

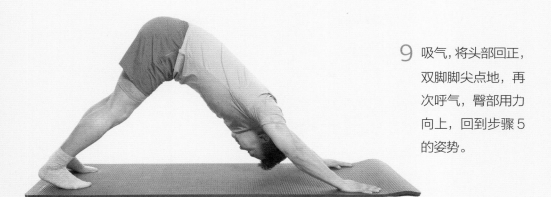

9 吸气,将头部回正,双脚脚尖点地,再次呼气,臀部用力向上,回到步骤5的姿势。

10 吸气,双手逐渐向双脚靠拢。呼气,双手扶住脚后跟,用上身去贴近大腿面(保持3次呼吸)。

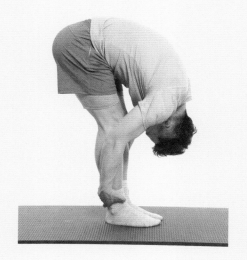

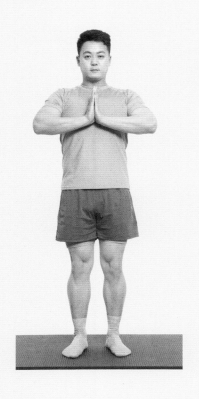

11 吸气,抬头,向前延伸双臂,再用手臂带动身体回正。呼气,上身及头部向后(保持1次呼吸)。吸气,抬头,将身体回正。呼气,弯曲双臂,双手回落胸前,调整气息。

血脂异常：
改善血脂紊乱

"沉默的杀手"血脂异常

有个例子，有人在体检时发现血脂高，医生建议他服用降脂药，但他觉得身体没有什么不适，就拒绝服药。结果有一天突发大面积心肌梗死，紧急住院抢救才保住了性命。其实如果当时有效控制血脂异常，就有可能避免这样的事情发生。

说到血脂异常，可能大家都知道，是指血液中胆固醇和／或甘油三酯水平升高，主要包括高胆固醇血症、混合型血脂异常和高甘油三酯血症。

对血脂异常的危害很多人可能会估计不足，甚至有人说，就是血液里脂肪多一点，除了化验单上的数字显示以外，其他没什么感觉，不影响吃喝，不用管，没事。然而血脂过高，容易造成"血稠"，在血管壁上沉积，逐渐形成小斑块，就会造成动脉粥样硬化。动脉粥样硬化是导致心脑血管疾病（如冠心病、高血压、脑卒中）的罪魁祸首，很多血脂高的人常在不知不觉中突发心肌梗死、脑梗死、猝死。血脂异常还会加重糖尿病、脂肪肝、肾病综合征等相关疾病，对人体健康危害极大。血脂异常并不是一个"不要紧"的疾病，而是一个严重影响健康，可以致残、致死的疾病，一直被医学界视为"沉默的杀手"。

患有血脂异常，首先要控制饮食，如果饮食控制好了，可以不吃药。但是饮食控制不佳则必须用药，而且用药一般是终身的。

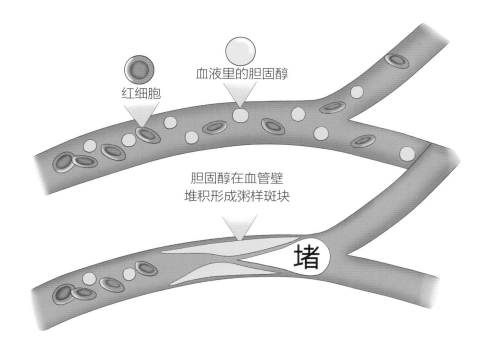

红细胞

血液里的胆固醇

胆固醇在血管壁
堆积形成粥样斑块

堵

血液中低密度脂蛋白胆固醇（即 LDL-C，坏胆固醇）含量升高，在血管壁沉积，形成粥样斑块，造成血流不畅，甚至堵住血管。

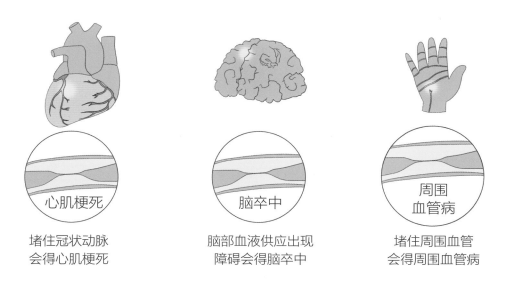

心肌梗死

脑卒中

周围
血管病

堵住冠状动脉
会得心肌梗死

脑部血液供应出现
障碍会得脑卒中

堵住周围血管
会得周围血管病

血脂异常应注意"一个平衡""五个原则"

在满足每日必需营养和总热量需求的基础上，应该用不饱和脂肪酸来替代饱和脂肪酸和反式脂肪酸。建议每日摄入胆固醇小于 300 毫克，脂肪摄入量不应超过总热量的 30%。一般人群饱和脂肪酸摄入量应小于总热量的 10%；而高胆固醇血症者饱和脂肪酸摄入量应小于总热量的 7%，反式脂肪酸摄入量应小于总热量的 1%。高甘油三酯血症者更应尽可能减少每日摄入的脂肪总量，每日烹调油应少于 30 克。脂肪摄入应优先选择富含 ω-3 脂肪酸的食物，如深海鱼、鱼油、植物油等。

建议每日碳水化合物摄入量占总热量的 50%~65%，且以谷类、薯类和全谷物为主。选择富含膳食纤维和低血糖指数的碳水化合物食物。每日饮食应包含 25 克膳食纤维，添加糖摄入量不应超过总热量的 10%。

油吃错了血脂很难控制

控制血脂最大的敌人就是油，油吃错了血脂根本降不下来。比如，有些人患有血脂异常，每次做菜时喜欢放猪油，说这样做菜才香。这种做法并不科学。对于血脂异常的人来说，首选植物油应该是橄榄油、茶油，其次是花生油。另外，每天烹调用油量应控制在 25~30 克，那些浸在油里炸、过油好几遍的菜都不要碰。

为了控制血脂，绿叶菜最好能做成油煮菜（水油焖），即放少许油，然后加水煮。可以在香油或橄榄油的基础上加点亚麻籽油，以增加 ω-3 脂肪酸的供应，对控制血脂更有帮助。

延伸阅读　小包装的油更利于控油

买油的时候，不妨购买小包装的油，以免大桶油很长时间用不完，逐渐氧化，品质下降。同时，小包装的油也能更好地督促大家少放油。另一方面，要注意油脂的品质，不要贪便宜。请记住重点：少用油，用优质油，经常换不同种类的油食用。

摄入较多的 ω-3 脂肪酸

研究显示，ω-3 脂肪酸可以从调脂、抗炎、抗氧化、抑制血栓形成以及保护血管内皮细胞等方面发挥预防动脉粥样硬化的作用。富含 ω-3 脂肪酸的植物性食物有亚麻籽油、紫苏子油、沙棘子油等。可以把亚麻籽油和香油混合后做凉拌菜、水油焖菜等。

深海鱼类也富含 ω-3 脂肪酸，建议每周吃 2 次深海鱼类，每次吃 40~75 克。深海鱼如黄花鱼、秋刀鱼、带鱼、鲅鱼、鲷鱼等都是不错的选择。国产鲈鱼、鳜鱼等淡水鱼 DHA 含量也不低。另外，吃海鲜时最好搭配点蔬果。蔬果、全谷物等富含膳食纤维的食物是清除海鲜重金属污染的能手。

拼命控制胆固醇，不一定合理

有很多人问："血脂高了还能吃鸡蛋吗？"答案是肯定的。鸡蛋虽然富含胆固醇，但也含有卵磷脂、叶黄素等多种心血管保健成分，一周吃 4~7 个鸡蛋是完全可以的。

血浆中的胆固醇主要是身体自身合成的，通过食物摄入的只是一小部分。完全不吃胆固醇，对降血脂不一定有效。相反，如果完全不吃含胆固醇的动物性食物，又缺乏营养指导，反而容易造成蛋白质、必需脂肪酸、铁、脂溶性维生素摄入不足。最新研究发现，血浆胆固醇水平较低，可能增加全因死亡风险，包括抑郁、焦虑等，而且也不利于预防心脑血管疾病，所以很多国家都取消了健康人的膳食胆固醇限量。对于血脂高的人来说，与其考虑胆固醇摄入量的多少，不如考虑各类食物比例是否合理，限制反式脂肪酸的摄入。如果以前吃了太多的畜肉，应该把一部分畜肉换成少油烹调的鱼肉及坚果。另外，增加全谷物和杂豆、薯类的比例，摄入充足的膳食纤维能够降低身体对胆固醇的利用率，有利于维持良好的胆固醇水平。

想靠生酮饮食调脂，不如丰富主食

血脂异常患者并不是生酮饮食的适应人群。在过去几十年，人们习惯了吃米面主食，一下子全吃鱼肉蛋类，消化系统不堪重负，肠胃功能一旦失调，胃口只会变得更差。本来进食量有限，只吃鱼肉蛋类而不吃主食，不足以支撑一天的热量消耗，长期下去会降低基础代谢，使身体素质变差。所以，对大部分人来说，即便血脂升高，主食也是要吃的。

主食中增加全谷物和杂豆、薯类的比例

早餐喝碗牛奶燕麦粥

燕麦中富含膳食纤维，能在胃肠道中阻止坏胆固醇的吸收，而且还有很强的饱腹感。早餐喝上一碗热乎乎的牛奶燕麦粥，能促进肠道蠕动，预防便秘。

1

午餐吃豆饭

将半杯淀粉豆（红豆、绿豆、芸豆、眉豆等）提前泡 8 ~ 12 小时，然后和大米一起做成豆饭。也可以在磨豆浆时多加几种豆子，如绿豆、黑豆等，能够调节血脂和血压。

2

晚上吃碗荞麦面或藜麦小米红薯粥

荞麦和藜麦是十分有利于控制血脂的全谷物食物。荞麦适合做面条或粥。藜麦口感好，易消化，与具有安眠作用的小米、具有抗氧化作用的红薯搭配，很适合晚上食用。

3

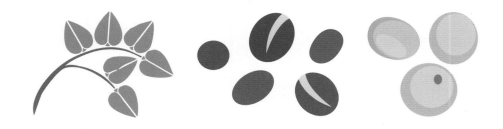

低脂纯素饮食，不能盲目选择

有位中年女性朋友说她平时爱吃素，不怎么吃肉，偶尔吃些海鱼和豆制品，一直都有贫血的问题，体检时血红蛋白只有 91 克/升。医生劝她多吃红肉、吃点猪肝，这一年多来她吃红肉比较多，果然血红蛋白逐渐上升到正常水平了。但是，她的甘油三酯升高了，原来只是轻微超标，现在明显超了。她陷入了困惑，这肉到底是吃还是不吃呢？吃吧，担心血脂上升；不吃吧，又担忧贫血卷土重来。这样的烦恼，也许不少女性都会遇到。

低脂饮食 ≠ 无肉饮食

低脂饮食是指脂肪、胆固醇比例较少的饮食。很多人误认为，只要不吃肉、少吃肉就是低脂饮食。其实，低脂饮食不建议吃的是肥肉、肉皮、动物内脏、鱼子、虾子、蟹黄等。事实上，鱼肉、瘦肉、去皮禽肉所含的脂肪量并不高。

适量吃肉并不会引起血脂升高

首先，目前没有证据表明适量吃肉会引起血脂升高。在每天摄入瘦肉的量不超过 75 克（去骨、去肥肉重量）的情况下，没有证据表明肉类会促进甘油三酯升高。反而过少的蛋白质摄入对血脂及体脂控制并无益处。

如果红肉吃得太多，就要减量；如果总量并不多，每人每天 40 ~ 75 克的量，就继续吃。

纯素饮食的危害

素食者容易缺乏主要来自肉、蛋、奶类中的营养，比如 ω-3 脂肪酸、维生素 D、钙、铁、锌等。一些素食者常常患有贫血、皮炎等问题，就是因为饮食不均造成的。

另外，胆碱是身体健康必不可少的营养素，纯素饮食（植物性饮食）容易造成其摄入不足，对大脑健康也不利。

维生素

脂肪
碳水化合物
蛋白质

反思一下自己的饮食结构

1. 相比肉类而言，精白主食、高糖食品等与甘油三酯升高之间的关系更为密切。餐后血糖值过高，则甘油三酯合成增加。

2. 想想自己的烹调方式，是否放了过多的烹调用油。

坚持有氧运动，改善脂代谢

对于血脂异常患者来说，首先要减的是血液里的脂肪。与其他运动形式相比，进行中等强度的有氧运动有助于消耗体内脂肪。

其实，运动中所能消耗的血浆中的脂肪量是很有限的，但是有氧运动的确可以降低总胆固醇含量，并可升高血中高密度脂蛋白胆固醇水平。长期坚持有氧运动，可以使机体的自我调节能力增强，包括对血脂的自我调节能力，从而加速脂肪的运转、分解和排泄。

在一次讲座中，有一位女性说自己每天都运动，可脂肪就是没减少。原来，她每次运动的时间都很短，也不固定，最多不超过 10 分钟。很多人在日常锻炼中会犯这样的错误。如果有氧运动的持续时间没有超过 20 分钟，根本无法达到减脂的目的。因为脂肪从分解、释放并运输到肌肉组织需要一定时间，一般至少需要 20 分钟。

可根据个人兴趣爱好选择合适的有氧运动方式，如步行、慢跑、骑车、游泳、非竞赛的小球类活动、跳广场舞等。需要注意的是，肥胖人群应加强对关节的保护，防止关节负荷过大导致损伤。

运动时心率达到最大心率（最大心率 =220 - 年龄）的 60% ~ 70%，是调节血脂的最佳运动强度。没有运动习惯的人可以从最大心率的 50% 开始锻炼。也可根据主观疲劳感觉帮助自己控制运动强度，以运动中不感到疲劳、气短为度。刚开始运动时建议从每次 30 分钟，每周 3 次开始，规律运动一段时间后（4 ~ 8 周），当体内的有氧代谢能力有所提高、整个身体的运动功能适应之后，可以逐渐增加运动时间、强度及频率。

　　一位 30 多岁的男性，体形偏胖，查出来甘油三酯比正常人高出很多，医生就告诉他，一定要在饮食上加以控制。可是，一回到单位，三五好友往酒桌上一坐，喝酒吃串的日子照旧，医生的话早就被抛到九霄云外了。怎么办呢？中肯建议是：减脂人群头一个月找亲人监督——今天走路了吗？今天吃够蔬菜了吗？今天吃粗粮了吗？今天喝酒了吗？今天没多吃多喝吧？经过一个月的行为重复，你就会形成习惯。另外，养成运动习惯，加强力量训练，让自己变成低体脂储备的体质。3 个月后，你可能无须他人监督，自然而然地想去运动。你会发现自己的身材好了、活力强了、人更帅了……你会更喜欢现在的生活，也更喜欢现在的自己。

一周慢跑 3 次

　　慢跑是一种长时间、慢速度、远距离的运动方法，被誉为"有氧代谢运动之王"，它能锻炼心肺功能，起到消耗热量、减脂的作用。

慢跑的动作要领

1　跑步时身体自然挺直，不要低头。

2　保持小步幅、高步频，上肢摆动幅度小一点，频率快一点。在摆臂的时候，手臂弯曲紧贴身体，向前摆臂时手不要超过胸部的高度，而且不能超过身体的正中面，向后摆臂时手不要太往后。慢跑不需要大步幅，所以摆臂尽量快而轻。足部较短的触地时间也有利于保持高步频。

3　跑步时身体重心向前倾，学会用核心力量控制节奏，而不只是腿部发力。特别是以要髋为支点，主动通过髋部运动来带动腿部。

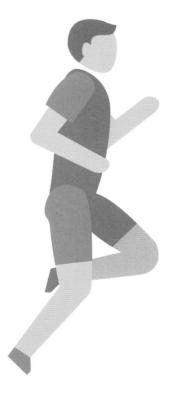

健身跑的跑速要慢

不同的跑速对身体的刺激是不同的，慢跑对心脏的刺激比较温和。国外有研究发现，以缓速或中速进行少量慢跑的人更长寿。常规慢跑速度一般为 12 千米 / 时。

慢跑时呼吸的节奏

注意呼吸频率要与跑步的节奏相吻合，是三步一呼三步一吸？还是两步一呼两步一吸？其实并没有特定规定。心脏、肺部和双腿会随着跑步进行默契调节，让身体以自然的速度奔跑，不用刻意，否则反而会出现身体不协调、岔气等状况。呼吸时，要用鼻和半张开嘴（舌尖卷起，微微舔上腭）的方式同时进行。

慢跑的运动强度

每个人的基础脉搏数是不一样的，如有的中老年人的心律过缓，晨脉每分钟才五六十次，而有的青年人的晨脉却能达到每分钟七八十次。因此，根据自己的每分钟晨脉数 ×（1.4 ~ 1.8）所得到的每分钟脉搏数，来控制初期慢跑的强度是比较适宜的。用主观感觉来衡量，慢跑的运动强度应保持自我感觉"少许吃力"，慢跑中能够说话的力竭程度。

培养规律慢跑的习惯

慢跑最好每周 3 次（大约隔天一次），第一周每次慢跑 5 分钟，第二周每次慢跑 10 分钟，第三周每次慢跑 15 分钟，第四周每次慢跑 20 分钟直至每次慢跑 30 分钟。

哪些情况不适宜跑步

1 近 3 个月内曾发生过心绞痛者；作轻微动作就觉胸痛者；重症心瓣膜病患者。

2 患先天性心脏病，运动能引起发作者；病理性心脏肥大者。

3 严重心律不齐者；服降压药后，血压仍在 180 / 110 毫米汞柱以上的严重高血压病患者。

4 手术愈后 3 个月内者。

延伸阅读 慢跑的呼吸小窍门

在跑步中，应该关注的是呼气，而不是拼命吸气。因为肺部运作时仿佛一个风箱，只有上一口气呼出得多了，在呼气末，肺内残余气量减少，下一口气，不用特别用力，自然被吸入肺部的新鲜空气就多。而且因为呼气更倾向于放松，而吸气时呼吸肌是收缩的，光靠拼命吸气只能让你更累。

骑车呼吸法

　　自行车可以作为环保的交通工具用来代步、出行，而现在越来越多的人将自行车作为了健身器材。长期科学地骑自行车能改善心肺功能，预防心血管病的发生。匀速蹬车时有意识地进行深呼吸还可以减少体内脂肪。但骑自行车时有些细节需要注意。

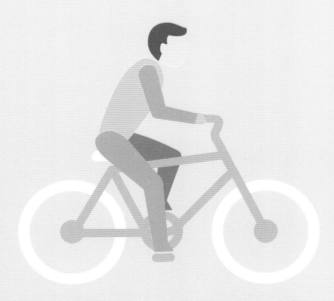

1 上身稍向前倾，两臂稍直伸出，肩膀自然放松，双手扶住车把均匀用力。

2 右（左）脚向下踩时，尽量使脚踝伸直，同时，左（右）脚上抬，脚尖上翘，接着脚跟下蹬。

3 脚踩在踏板上，全身放松，向上提肛，进行深呼吸。

4 车座太硬的，可用海绵做一个柔软的座套套在车座上，以减少车座对身体的摩擦。

5 调整车座的高度和角度。车座太高，骑车时臀部必然左右错动，容易造成身体擦伤；车座太矮，大小腿之间角度太小，容易造成膝关节损伤；车座前部上翘，更容易损伤下体。

6 骑车时间较长时，要注意变换骑车姿势，使身体的重心有所移动，以防身体某一部位出现劳损。

7 初骑变速车时，速度不要太快，时间也不要太长，控制在1小时内为宜。

于康大夫解答时间

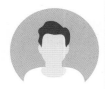

我因为经常在外应酬，大吃大喝，半年前被检查出患有血脂异常。后来，我在外就餐时就多点一些清淡的东西，油腻的东西也吃得少了，并且加强锻炼。有一天，我突然觉得有些头晕，也吃不下饭，到医院检查发现胆固醇又升高了。咨询医生后知道，是我锻炼的方法不对，我就纳闷了，难道说半年的运动就没有用吗？

创业者黄先生

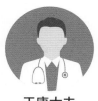

于康大夫

当发现甘油三酯升高，保持低脂、低热量饮食，加上一定的运动，戒酒戒烟等健康生活方式，大部分甘油三酯升高都会逐渐恢复正常。而身体的胆固醇尤其是低密度脂蛋白胆固醇更多的是肝脏代谢异常产生的。也就是说，要降胆固醇，就要增强机体自我调节血脂的能力。开始运动时主要消耗的是热量而非脂肪，所以一般非持久的运动并不能达到消耗胆固醇的效果，这也是为什么很多人运动也会血脂高的原因。进行持续的有氧运动一定要把握好节奏，如在锻炼前要做准备活动，锻炼中要注意频率、呼吸、速度、力量，锻炼后要进行全身放松等。从动力学规律上说，所有的运动都是"力"与"速度"的节奏性变化。运动也是一种本领，只有循序渐进，练好有氧、力量等基本功，身体才能产生累积效应，才能达到健身效果。

高尿酸：
根据嘌呤等级来吃饭

"三高"之后"第四高"

提起"三高"，相信大家都不陌生，高血压、高脂血、高血糖就像三道坚实的屏障，堵住了现代人通往健康的道路。然而，就在人们忙于和"三高"做斗争时，另一种疾病正悄然兴起，那就是和高血压、糖尿病等密切相关的又一代谢综合征——高尿酸血症。

目前，我国高尿酸血症患者人数超过 1.8 亿，很多人误将高尿酸血症等同于痛风。其实，在众多的高尿酸血症患者中，出现典型痛风症状的并不多，更多患者由于没有明显不适，而忽视了对疾病的早期干预。高尿酸血症除引发痛风外，还会诱发多种慢性并发症。而尿酸一旦偏高，最容易影响以下四个方面。

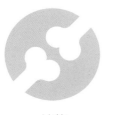 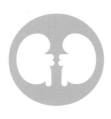 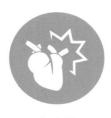 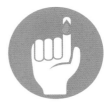

关节　　　　　　肾脏　　　　　　心血管　　　　　　糖代谢

食物嘌呤的高低分级

高尿酸血症从发病机制来看，关键因素是身体每天产生的尿酸和排泄的尿酸这一平衡被打破。人体 80% 的尿酸由身体内部产生，只有 20% 与饮食等外源性因素相关。但是，食物中的嘌呤绝大部分都会转化为尿酸，考虑到尿酸排泄能力下降的问题，食物的嘌呤含量仍然值得关注。动物性食物普遍嘌呤含量较高，动物性食物摄入过多不仅仅意味着身体的尿酸排泄压力，还意味着膳食结构不合理，而这正是引起代谢紊乱的重要因素。所以，虽然并不是每个高尿酸血症患者都会得痛风，但只要患有高尿酸血症就要控制饮食。

低嘌呤食物
（每 100 克食物中嘌呤含量小于 25 毫克）

- 谷薯类：小米、高粱米、玉米、土豆、芋头等
- 水产类：海参、海蜇等
- 蔬菜类：白菜、苋菜、芥蓝、圆白菜、芹菜、韭黄、苦瓜、黄瓜、冬瓜、丝瓜、菠菜、茄子、胡萝卜、白萝卜、柿子椒、洋葱、番茄、莴笋等
- 蛋奶类：鸡蛋、鸭蛋、牛奶等
- 水果类：橙子、橘子、苹果、西瓜、葡萄、草莓、樱桃、菠萝、桃等
- 其他类：苏打饼干、爆米花、咖啡等

中嘌呤食物
（每 100 克食物中嘌呤含量为 25 ~ 150 毫克）

- 畜禽肉：猪瘦肉、牛肉、羊肉、鸭肉等
- 水产类：草鱼、鲤鱼、罗非鱼、武昌鱼、鳝鱼、螃蟹、鲍鱼、鱼丸、海带等
- 蔬菜、菌藻类：香椿、茴香、豌豆、豆角、西蓝花、笋干等
- 豆类及其制品：豆腐干、豆腐、豆浆等

高嘌呤食物
（每 100 克食物中嘌呤含量大于 150 毫克）

- 畜禽类：肥肉，动物的脑、心、肾、肝，各种肉汤等
- 水产类：鲅鱼、凤尾鱼、黑鱼、三文鱼、鲫鱼、牡蛎、蛤蜊、干贝等
- 其他：火锅汤、鸡精、酵母、啤酒等

虽然要低热量饮食，但碳水化合物不能少

胰岛素敏感性降低不仅会引起糖尿病，还是导致原发性高尿酸血症的主要原因之一。由于胰岛素敏感性降低，体内胰岛素水平增高，导致肾小管吸收尿酸增加，造成尿酸排泄障碍，致使血尿酸增高。研究发现，摄入食物的种类和多少会影响胰岛素的效应。而低热量饮食可提高胰岛素敏感性。

当然，低热量饮食不是说不吃主食了，当碳水化合物摄入不足时，机体就会动用储存的脂肪产生热量供应机体活动所需，而脂肪分解产生的酮体阻碍了血尿酸的排泄，间接地升高了血尿酸水平。饥饿和营养不良会造成身体组织分解代谢过度旺盛，产生更多的内源性嘌呤。所以，三餐吃到七成饱，保证顿顿有主食。为了避免产生酮体，每天至少需要130克（生重）的主食。

不用刻意多选精粮，更不用避开粗粮

有种说法是"粗粮属于高嘌呤食物，痛风患者不能吃"，其实这种说法缺乏数据支持。最新研究发现：那些传说中嘌呤含量较高的蔬菜、粗粮等植物性食物，并未发现它们和高尿酸血症或痛风的发作有显著相关性。

虽然精白米面的嘌呤含量比较低，但也不能忘记，高尿酸血症及痛风患者需要充足的钾、B族维生素及膳食纤维，而精白米面这些成分含量较少。小米、玉米、高粱等粗粮所含的钾、B族维生素及膳食纤维是精白米面的好几倍，虽然粗粮嘌呤含量高于精白米面，但若无特殊情况，高尿酸血症、痛风患者不必刻意减少粗粮的摄入比例，日常主食做到粗细搭配就可以了。建议每天粗粮占主食的1/3 。

另有研究表明，摄入谷蛋白比例较高的主食，与淀粉含量偏高而谷蛋白含量低的对照膳食相比，在同样热量摄入情况下，前者更有利于控制血脂异常患者的血尿酸水平。在减热量情况下，蛋白质供能比较高的膳食更有利于控制炎症反应。

在痛风急性发作期间，要严格限制动物性食物，也不要随便吃大豆蛋白粉来补蛋白质，乳清蛋白粉可以适量吃。蛋奶类嘌呤低，可以每天适量摄入。

多吃富含淀粉的蔬菜与绿叶蔬菜

蔬菜是高尿酸血症和痛风患者最需要大力增加的一类食材，尤其是富含淀粉的蔬菜和绿叶蔬菜，能补充更多的钾，对促进尿酸排出有好处。

用富含淀粉的蔬菜替代一部分主食

改变主食内容对痛风和高尿酸血症患者可能有特别益处，比如增加薯类食物和其他含淀粉蔬菜的摄入量，用其替代一部分主食。土豆、红薯、芋头、山药、莲藕等均富含钾，这些食物和精白米面相比，在提供同样数量淀粉时，能提供更多钾，例如用土豆替代大米时，同样干重可以得到近 20 倍的钾，有利于纠正高钠低钾带来的不良影响。

高尿酸血症和痛风患者可以多吃些薯类，每周 5 次，每次 100 克。每天吃了薯类，要相应减少主食量，比如吃土豆 100 克，减少主食 25 克。薯类的皮中富含膳食纤维，可以将外皮洗净后蒸（煮）至熟透食用。

绿叶蔬菜每天要吃够量

绿叶蔬菜是钾、镁、钙、维生素 C、膳食纤维的良好来源，高尿酸血症和痛风患者应足量摄取。绿叶蔬菜中富含维生素 C，能碱化尿液，促进体内尿酸盐的溶解和排出。

绿叶蔬菜是低热量、高膳食纤维食物，对提升饱腹感、控制体重很有帮助。嘌呤易溶于水，只需在烹调上采用煮、焯等方法，就可降低嘌呤含量。对涩味蔬菜（菠菜、苋菜等）来说，煮、焯还能大幅度降低其草酸含量，避免草酸干扰尿酸排泄和形成肾结石。

小白菜、生菜、鸡毛菜等含草酸很少，嘌呤也不高，可以放心吃。记得烹调蔬菜时不要放太多油、盐。

水果选高钾、低果糖品种

水果能补充机体所需要的营养，如提供丰富的维生素 C 及矿物质，还能促进尿酸排出体外，这对痛风患者是大有裨益的。

水果虽然嘌呤含量低，但有的品种果糖含量高，如果在短时间内大量摄入，在人体分解过程中会促进内源性尿酸的合成，诱发痛风。推荐选用高钾、低果糖的水果，如哈密瓜、西瓜、草莓等，日常适当多食。

有些人非常爱喝果汁，并且认为不放糖的鲜榨果汁是纯天然的，所以可以多喝。这是不正确的。喝鲜榨果汁很容易造成热量超标。所以，并不提倡痛风患者经常饮用果汁。爱喝果汁的朋友不妨把纯果汁改成蔬果汁，可以用各种水果配合一些蔬菜，如用番茄、黄瓜、生菜、紫甘蓝、胡萝卜、芹菜、苦瓜、南瓜等搭配水果来榨汁，既满足了口味，又对健康大有益处。

延伸阅读 **红肉比海鲜更危险，需要限量**

红肉的摄入与血尿酸水平存在一定关联，红肉摄入越多，血尿酸水平升高越显著，痛风的发病率越高。主要机制是红肉除了富含嘌呤外，还富含饱和脂肪酸，后者与胰岛素抵抗成正相关。而海鲜多属于白肉，和红肉相比，其嘌呤含量更多，但饱和脂肪酸很少（虽然增加尿酸合成但不影响尿酸排泄）。所以，对于高尿酸血症和痛风患者，尤其要注意减少红肉的食用量。

总体来说，在痛风急性发作期，畜禽海鲜都要暂时避免摄入。在非急性发作期，可以每天吃 50~100 克畜禽类或低嘌呤鱼类。

如果引发了痛风，应回忆一下自己患病之前是怎么吃的：以前海鲜吃多了，应该少吃海鲜；以前畜禽肉吃多了，应该少吃畜禽肉。

动起来，提高身体对尿酸的代谢能力

人体的血尿酸 80% 为内源性尿酸，20% 来源于食物。这些尿酸 70% 靠肾脏排泄，当人体代谢紊乱时，就会产生较多的内源性尿酸，而肾脏若不能及时处理这些多余的尿酸，就会出现高尿酸血症。所以，提高身体对尿酸的代谢能力，要比斤斤计较食物的嘌呤含量更为重要。

那怎么提高身体对尿酸的代谢能力呢？有个重要措施就是改善胰岛素的敏感性。因为胰岛素敏感性降低，体内的胰岛素水平增高，会导致肾小管吸收尿酸增加，造成尿酸排泄障碍，致使血尿酸增高。导致胰岛素敏感性降低的原因有很多，其中热量摄入过多和活动量减少是主要原因。

合理运动不仅能消耗体内多余的热量，还可以增加胰岛素敏感性，从而将血尿酸控制在理想水平。

血尿酸高的人应该坚持适量运动。适量运动的意思是每周至少进行 150 分钟（30 分钟 / 天 ×5 天 / 周）中等强度的有氧运动。太极拳、瑜伽、舞蹈等柔韧性锻炼有助于改善运动能力和关节健康。尝试每天花 15 分钟伸展身体，伸展时动作要缓慢平稳。

有膝关节问题的人尽量不要深蹲，如果必须下蹲，应注意速度，并尽量用手撑住膝盖。苹果形肥胖的人可做"仰卧卷腹"：采取平躺姿势，双腿弯曲踩地，双臂屈肘，双手半握拳放到两耳侧，利用上腹肌肉力量使肩胛骨稍微离开地面，停留一会儿，再恢复平躺姿势。类似"慢动作"版的仰卧起坐。

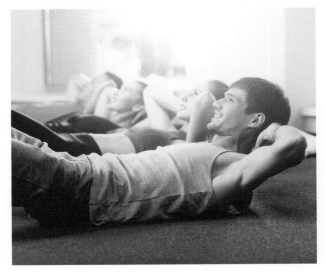

如果高尿酸血症患者诱发了痛风，在稳定期可以做强度小、节奏慢、关节负荷小、呼吸平缓的一般运动，如散步、太极拳、自编体操、游泳、骑自行车等。这些运动有助于保护关节，对痛风患者很合适。

案例分析

郭先生在 30 岁时发现脚踝出现红肿热痛，走不了路，去医院检查确诊为痛风。刚开始，他觉得反正疼，不运动最好，但没想到不运动，痛风发作更频繁了。后来他开始加强运动，每天快走 8 千米，但一段时间后，运动过量导致痛风关节疼痛更加难忍。运动也疼，不运动也疼，他很矛盾。

要知道，运动过量或剧烈运动容易引起痛风急性发作。因为运动过量导致乳酸大量堆积，乳酸会抑制尿酸排出。剧烈运动时，机体耗氧量增加，因此生成的嘌呤增多，尿酸也随之增多。

所以，这位郭先生要循序渐进增加运动量和运动时间，而不是突然一下子就走 8 千米。

我推荐一个衡量运动量是否适中的方法：如果运动后，休息 10 ~ 20 分钟心率仍不能恢复正常，出现疲劳、心慌、食欲减退、睡眠不佳等情况，则为运动量过大，应该酌情减少运动量；反之在运动中可以自如唱歌，运动后身体无发热感、没有出汗，心率无变化或者在 2 分钟内迅速恢复，则表示运动量不足，可适度增加运动量。

延伸阅读　出汗多不等于运动效果好

一般来讲，出汗多少与自然环境、个人体质以及运动前的饮水量有关，因此，出汗多少并不是衡量运动量的主要因素。大汗淋漓并不一定表示运动量达标，而微微出汗也不代表运动量不够，运动的关键在于坚持，长期坚持才能收效明显。

容易坚持的小运动

加班没时间、活动没场地……其实，可以将运动融入日常的工作、生活中，选择简便易学、容易坚持的项目。一旦建立运动观念，形成"生活方式锻炼"，对改善尿酸代谢很有帮助。而且坚持"生活方式锻炼"体重更不容易反弹。

容易做到的"运动"更容易坚持

有意识地增加日常活动，比如站立、走路等这些很容易做到的"运动"，更容易坚持下去。

可以利用站立、走路等来锻炼：打电话或看电视时将坐姿改为站立，时间不固定，但一定要站起来；在工作间隙起身倒水；纸巾、遥控器、手机等物品放到离自己稍远的地方，需要的时候走过去拿而不是放在伸手就够到的地方；与家人、同事交流可以到外面边散步边聊天；每天上下班提前一两站下车，然后步行去单位、回家等。

从每天累积 6000 步做起

如果你不爱运动，就从步行做起吧！步行能够减少关节炎疼痛，改善膝关节功能。每天 6000 步刚好能达到一个热量平衡，是比较容易做到的。刚开始时，可以每天先连续走 3000 步，逐渐增加到一次性走完 6000 步（30~60 分钟，因年龄和体格不同而不同）而不感到疲劳（在适度气温下微出汗），目标是累积到每天10000 步，这样你的健康状况就会有质的改变。

走路时可带个计步器，或下载小程序软件，及时了解走路进度和成果，更利于坚持。可以搭伴走路，或和朋友相约，或和家人同行，有利于相互带动和坚持。当走路变成像吃饭一样的固定环节后，你就会觉得一天不走都会难受。对于身材肥胖的高尿酸血症患者来说，走路速度应该结合自身身体素质，适当放缓速度，也不要盲目追求步数。

成年人每天身体活动量相当于 6000 步 的活动

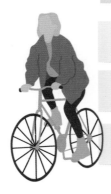
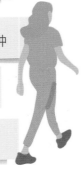

骑自行车 40 分钟

快走或慢跑 40 分钟

瑜伽 40~60 分钟

游泳 30 分钟

打太极拳 40~60 分钟

网球 30 分钟

于康大夫解答时间

我的尿酸值一直偏高，听说运动能降尿酸，我就每晚去跑步，跑得汗流浃背，每次跑完都有一种痛快淋漓的感觉，有时汗出多了，皮肤和衣服上还会形成一层白色的汗渍，老婆看到就高兴地说："这一定是尿酸！看来多出汗就可以排尿酸啦！"事实上真是这样吗？

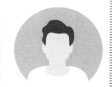

开车族李师傅

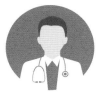

于康大夫

汗液的组成成分有氯化钠、乳酸、尿素、肌酐、尿酸等。汗液里的确含有尿酸，可这并不等于"可以通过出汗排出体内尿酸"。人体内的尿酸主要通过粪便和尿液排泄，只有很小一部分是随着汗液排出的。大量出汗后，体内水分流失多，会导致血液浓缩，血尿酸骤然升高，有可能诱发痛风急性发作；其次人体在大量出汗后会导致尿量减少，相当于将尿酸最主要的排泄通道堵住了。所以，在运动中尤其注意少量多次补水。

出汗不仅有给人体降温的功能，更为重要的是，人体内的乳酸、尿酸等都可以通过汗液排出体外。所以很多人认为锻炼非要运动到汗流浃背、全身湿透才好。其实不然，出汗多不等于运动效果好。

痛风患者不适合剧烈运动，不合理的运动反而会诱发痛风急性发作；规律、适度的运动可以降低痛风的发作次数。

于康大夫解答时间

单位组织体检发现自己尿酸偏高，我查了下资料说，大豆及其制品嘌呤含量都很高，都不能吃，对吗？

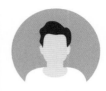

IT 从业者小李

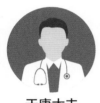

于康大夫

除肾功能不全的患者以外，高尿酸血症和痛风患者可以吃豆制品。我在临床上发现，适量食用豆制品，对痛风患者并没坏处，个别还能产生益处。不过，豆制品不是在动物性食物之外额外吃，而是替代部分动物性食物。

大豆经过加工，制成豆腐、豆腐干等之后，因为挤去了"黄浆水"，其中溶解了很大一部分嘌呤，因而大豆制品中的嘌呤含量已经大幅度下降，其含量比畜禽肉、鱼类还要低。且豆腐、豆腐干中富含的钙和镁对排出尿酸有利。烹调方式也有讲究，建议血尿酸高的人或痛风患者，可以把豆腐做成白菜炖豆腐、豆腐炖萝卜、豆腐脑等。

豆浆不要大量喝，大豆中含有的草酸、植酸和嘌呤都保留在豆浆中。虽然豆浆水分较大，稀释了部分嘌呤，但喝太多也有可能造成血尿酸水平暂时性升高。

脂肪肝：
饮食均衡助逆转

营养不均衡易致脂肪肝

脂肪肝是营养不均衡造成的。常见原因有：平时爱酗酒；热量过剩，身材发胖，缺乏运动；虽不肥胖，但消化不好，饮食结构不均衡；常吃快餐或垃圾食品，不重视新鲜蔬果的摄入，影响了肝脏的正常代谢。

脂肪肝分轻、中、重度，通常脂肪含量是肝脏重量的 5% ~ 10% 时为轻度脂肪肝，10% ~ 25% 为中度脂肪肝，超过 25% 为重度脂肪肝，程度越严重越容易演变成肝硬化。脂肪肝属于可逆性病变，一般只要适当调整饮食和生活方式，就会大有改观。但如果脂肪肝影响了肝功能，不及时治疗，单纯性脂肪肝就会发展为肝炎，长期持续下去就会出现肝脏纤维化，最终可发展成肝硬化甚至肝癌。

延伸阅读　脂肪肝患者不宜盲目减肥

脂肪肝与胖瘦没有直接关系，而是机体代谢紊乱的结果。脂肪肝患者切忌快速减肥，尤其是中重度肥胖者。因为减肥实际上也是一个脂肪动员的过程，如果脂肪动员超过机体的代谢能力，就会使体内脂肪酸大量释放，反而"跑"入肝脏、心脏等脏器并沉积下来，加重肝脏炎症，使肝细胞坏死、肝功能受损。脂肪肝患者应该在医生指导下控制饮食和运动，逐步减轻体重。

均衡饮食，吃走脂肪肝

脂肪肝人群为减少肝内脂肪含量，需要控制摄入的总热量，建议每日在原来的基础上减少 500 千卡以上总热量摄入。

控糖控主食。吃糖越多人越胖，主食要粗细搭配，适当多选择粗杂粮，如玉米、燕麦、杂豆等。至于蜂蜜、果酱、蜜饯等，应统统戒掉。

控油控胆固醇。多吃植物油，少吃动物油。每日烹调油的总量不超过 25 克。胆固醇高的食物应减少摄入，如蛋黄、鱿鱼、动物内脏等。

摄入充足的维生素和矿物质。蔬菜和水果中含有大量维生素和矿物质，能帮助促进肝细胞修复。每天应保证食用蔬菜 500 克，水果不超过 250 克。

挑选优质肉类，保证高蛋白饮食

有人认为患上脂肪肝是因为肉吃得太多，脂肪肝患者只要少吃肉就可以逆转。其实，脂肪肝患者需要高蛋白饮食。高蛋白可提供胆碱、蛋氨酸、胱氨酸、色氨酸、苏氨酸和赖氨酸等抗脂肪肝因子，增加载脂蛋白的合成，有利于将脂肪顺利运出肝脏，减轻脂肪肝，并有助于肝细胞功能的恢复和再生。且蛋白质较高的食物有特殊的食物动力作用，可促进身体新陈代谢。

蛋白质一定要吃够，但不等于敞开吃

一个简单计算蛋白质摄入量的方法：

身高（厘米）减去 105（60 岁以下人群）或者减去 100（60 岁以上人群），这里得出的是你的理想体重（千克）。然后按照每千克体重摄入 1.2 ~ 1.5 克蛋白质来吃就可以了，注意最低不要少于每千克 1 克，最高不要超过每千克 2 克，蛋白质过量会给肾脏造成负担，还会增加尿钙的流失。

保证优质蛋白质的摄入

优质蛋白质应该达到每天所需蛋白质的 1/2 ~ 2/3，鸡蛋、牛奶、大豆及其制品、鱼类、瘦肉、去皮禽肉都富含优质蛋白质。尤其是鸡蛋，因为其氨基酸组成与人体组成最匹配，利用率最高。

最方便的记忆方式是"1122"

| 一袋牛奶
250克 | 一个鸡蛋 | 二两（100克）瘦肉
红肉 + 白肉，
红肉：白肉 =**1：1** | 二两大豆制品 |

每天尽量限制添加糖的摄入

糖吃太多会消耗过多的 B 族维生素，导致整个能量代谢的链条出现紊乱：增加胰岛素分泌，促使糖转化为脂肪，不利于脂肪肝的恢复。糖（包括单糖和双糖）属于纯热量食物，世界卫生组织推荐每人每天添加糖的摄入量不超过 25 克。

这里的糖主要指添加糖，是在食品生产和制备过程中被添加到食品中的糖和糖浆，不包括食物天然含有的糖，常见的包括白砂糖、红糖、玉米糖浆、高果糖玉米糖浆、糖蜜、蜂蜜等。那么 25 克添加糖又是什么概念呢？一罐可乐中约含 37 克添加糖，100 克冰激凌中约含 24 克添加糖，2 块巧克力夹心饼干中约含 20 克添加糖。那么，应该怎么控制添加糖的摄入呢？以下几点帮助你。

1 尽量不喝各种甜饮料，乳酸菌饮料限量饮用。

2 烘焙食品尽量控制食用量。

3 喝咖啡、牛奶、豆浆时尽量少加或不加糖。

4 "低糖"食品或"无糖"食品要注意营养标签是否达到标准（100
毫升液体或固体当中的糖含量是否＜5 克）。

5 小心"营养麦片"和各种糊粉类产品中加的糖。

在把握总量的前提下聪明地吃脂肪

很多人会问："得了脂肪肝还能吃脂肪吗？" 答案是肯定的。我们每天所需的热量，约 25% 来自脂肪，很多重要营养素如维生素 A、维生素 E 等，没有脂肪的帮助根本无法吸收。脂肪中的必需脂肪酸参与磷脂的合成，能使脂肪从肝脏内运出，对预防脂肪肝有利。

脂肪肝患者应以植物性脂肪为主，适量摄入单不饱和脂肪酸（如橄榄油、茶油等）和多不饱和脂肪酸（大豆油、玉米油、葵花子油等 ω-6 系列，亚麻籽油、紫苏子油等 ω-3 系列），其中 ω-6 与 ω-3 的比例保持在 4：1。限制饱和脂肪酸的摄入量（如猪油、牛油、黄油、椰子油、棕榈油等）。必需脂肪酸如亚油酸、α-亚麻酸等有益心脑血管健康，一般食物含量较少，需通过适量多吃肉质较肥的鱼类来补充。值得提醒的是，即使一些食用油存在健康益处，仍要控制总摄入量，每日用油量控制在 25 克左右。

选择有助于促进磷脂合成的食物

肝脏是合成磷脂的重要器官，当磷脂合成障碍时，会导致甘油三酯在肝脏堆积，形成脂肪肝。补充胆碱、蛋氨酸、肌醇等能促进磷脂的合成，有助于改善脂肪酸在肝脏中的利用。

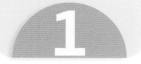

富含胆碱的食物

动物肝脏、鸡蛋、乳制品、鱼类、鸡肉、牛肉、深绿色蔬菜等。胆碱缺乏会导致肝脏出现脂肪变性。

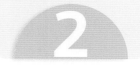

富含蛋氨酸的食物

谷物、蛋类、乳制品等。蛋氨酸可在体内帮助合成胆碱，还能增强肝脏的解毒能力。

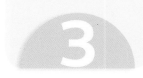

富含肌醇的食物

动物肝脏、酵母、葡萄柚、葡萄干、麦芽、花生、甘蓝菜、全谷物等。肌醇属于 B 族维生素中的一种，可以帮助体内脂肪的再分配。

保肝护肝营养素不可少

有位患者近几个月感觉右侧肋骨部位隐隐的不舒服，胸闷痛，胃口差，体倦乏力。到医院一检查，发现脂肪肝、肝硬化。其实从单纯性脂肪肝到肝硬化，只差一步，那就是肝纤维化。一不小心，人们就踩"过线"了。一旦发展成为肝硬化想逆转就很难了。所以出现脂肪肝，不要掉以轻心，应采取一些保肝护肝的措施。

补充维生素 A / β - 胡萝卜素预防肝纤维化

橙黄色及深绿色蔬果、蛋黄、全脂奶、鱼类、动物肝脏是 β - 胡萝卜素和维生素 A 的良好食物来源。维生素 A 有助于抑制肝纤维化。

补充硒预防肝癌

海产品（贻贝、海参、海虾、海蜇、海米、带鱼等）、动物肝肾、坚果类、蛋类、菌菇类是硒的良好食物来源。硒具有很强的抗氧化功能，能阻止肝纤维化，并可保护肝细胞，改善肝功能，还能帮助预防慢性肝损伤和肝坏死，减少肝癌的发生。

补充白藜芦醇和原花青素抗氧化

葡萄（在葡萄皮和葡萄子中含量高）、蓝莓、桑葚、花生是补充白藜芦醇和原花青素的良好食物来源。白藜芦醇和原花青素都属于抗氧化剂，可以抑制滥用酒精对身体造成的伤害。

劳逸结合，变换运动项目，减脂又增肌

合理运动是脂肪肝的保护因素，可减少热量转化为脂肪，并促进脂肪分解。对既往有脂肪肝病史的患者调查发现，通过锻炼及生活饮食习惯的改善，脂肪肝的病变程度可减轻甚至消失。脂肪肝患者应选择以锻炼体力和耐力为目标的中、低强度运动，比如中快速步行、慢跑、骑自行车、上下楼梯、跳绳、游泳、打羽毛球、踢毽子、登山、跳舞、练瑜伽、做广播体操等。

临床上发现，中度或以上脂肪肝患者常会出现乏力和疲劳的表现。最好的运动方式是步行，起初可以每天慢走半小时，适应一段时间后可改为快走，并阶段性地增加运动量。一般不要一个人单独运动，最好是傍晚时和家人或朋友一起运动。

有一些人发现自己患上脂肪肝后，就急于治疗而每天"暴走"，想以此来快速逆转脂肪肝，这是不科学的。因为肝脏本身就比较脆弱，如果"暴走"，试图用过大运动量来减脂，会导致身体劳累过度，比如一下子"暴走"两三个小时，身体久久不能恢复，就容易进入疲劳状态，进而诱发肝坏死等后果。临床上，急性脂肪肝或脂肪性肝炎活动期，或伴有肝肾心功能不全等情况时，都应适当控制和减少运动量。

不要一开始对自己要求过高或者过严，比如每天必须几点运动、运动多长时间等，这些都没必要，要给自己一个适应的过程。比如今天运动了 20 分钟，明天是不是可以多运动一会儿，增加到 30 分钟？这样一点一点地增加，不知不觉就坚持下来了。对于想要减肥的人来说，还可以坚持多做几种运动。不同的运动锻炼的身体部位不同，身体的各个部位都动起来，既不会让某一部位劳损，也会让运动的过程更加有趣。除了有氧运动，每周还要增加 2 次轻至中度抗阻训练（举哑铃、俯卧撑等），以获得更大程度的代谢改善，更有效地增肌减脂。

哑铃的经典动作

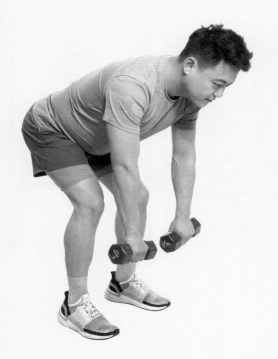

俯身哑铃侧平举

目标肌群/ 背部肌群、胸部肌群。

动作要领/

1 两脚分开同肩宽，两手持哑铃，上身向前屈体至与地面平行，两腿稍屈，使下背部没有拉紧感，背部保持挺直。整个动作一直要保持以上这几点要求。

2 两手持铃向两侧举起，同时吸气，直至上臂与背部平行（或略超过），稍停，然后放下哑铃还原，同时呼气。

哑铃单臂划船

目标肌群 / 背阔肌中部（内侧）。

动作要领 /

1 屈体，一只手用正握法抓握
  哑铃，另一只手扶在长凳上
  撑住身体，一只腿踩地，另
  一只腿膝盖弯曲在长凳上，
  身体几乎与地面平行。

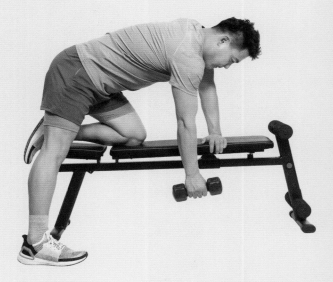

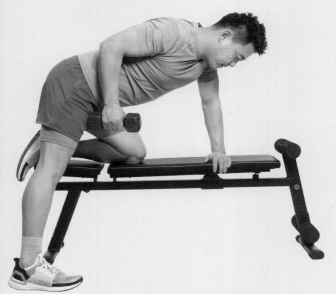

2 尽量将哑铃放低，掌心朝向
  身体一侧，将哑铃拉起，尽
  量保持身体静止，用背而不
  是用手臂将哑铃拉到体侧。
  缓慢放下，保持对哑铃的控
  制，一侧练完再练另一侧。

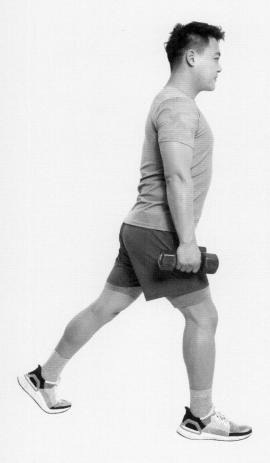

负重哑铃箭步蹲

目标肌群/ 臀大肌、股四头肌和腘绳肌
（大腿后侧肌群）。

动作要领/

1 双腿分开与髋同宽，然后向前跨一
步，间距为肩宽的 1.5 倍。腹部收紧，
腰背挺直，收紧肩胛骨，微收下巴，
目视前方。

2 吸气，腰背保持挺直，屈膝下蹲，
下蹲至前后膝关节都呈 90 度角，
上身保持挺直，然后呼气，身体还
原到初始姿势。

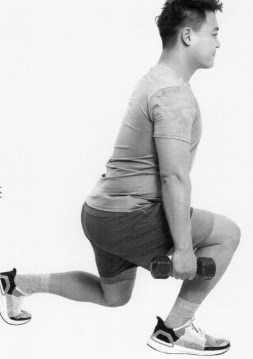

145

于康大夫 解答时间

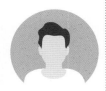

我是一名轻度脂肪肝患者，医生说通过合理的饮食和运动，我的脂肪肝能逆转，我晚上喜欢带着我家的狗遛弯，父母说我一路走走停停，运动强度不够，减脂效果不好。那什么样的强度对我才合适呢？

上班族胡先生

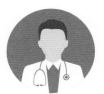

于康大夫

就运动强度而言，轻度脂肪肝患者以中等强度为宜。一般情况下，锻炼时心率或脉搏至少要维持在每分钟 100 次以上，也可以通过运动手环来监测心率。"50% 强度的脉搏"很适合你。比如，你开始走路，持续 5 分钟后马上测脉搏——用食指、中指、无名指按住手腕测量 10 秒钟，再用测到的数字乘以 6。确认一下是否达到了"50% 强度的脉搏"，并以此调整步行速度。

50% 强度的脉搏 =（最高脉搏 - 安静脉搏）×0.5+ 安静脉搏；最高脉搏 =220- 年龄

例如：一个 60 岁安静脉搏为 70 的人，115 就是他 50% 强度的脉搏：[（220-60）-70]×0.5+70=115。

代谢紊乱的终极产物
恼人的代谢综合征

代谢综合征
离你有多远

什么是代谢综合征

代谢综合征是一种复杂的代谢紊乱状态，比如一个人可能同时患有糖尿病、高血压、血脂异常和中心性肥胖等问题，此时这个人患脑卒中和心肌梗死的风险都会增加。然而，代谢综合征并没有得到应有的重视，因为与之相关的疾病有些并没有明显症状。

代谢综合征既是物质文明高度发展的必然产物，也是现代生活方式的附属品。代谢综合征是一种生活方式病，是由不良的生活方式引起的。

自测：你是代谢综合征的高危人群吗

代谢综合征的高危人群是指 40 岁以上，有肥胖、2 型糖尿病、高血压、血脂异常及心血管病家族史者，以及有非酒精性脂肪肝、痛风、多囊卵巢综合征及各种类型脂肪萎缩症者。这些人一般都有一个共同的特点：大腹便便。大家不要对腰围掉以轻心，男性腰围超过 90 厘米，女性腰围超过 85 厘米，其实是患代谢综合征的先兆。出现下列情况时应去医院就诊。

□ 血压超过 135/85 毫米汞柱。

□ 空腹血糖值超过 6.1 毫摩 / 升。

□ 高密度脂蛋白胆固醇值偏低，< 1.04 毫摩 / 升。

□ 甘油三酯超过 1.7 毫摩 / 升。

□ 男性腰围超过 90 厘米、女性腰围超过 85 厘米。

为什么会出现代谢综合征

代谢综合征的共同发病机制是胰岛素抵抗，但是更深入的研究发现，它其实是一种多基因遗传性疾病，而且受环境因素（主要是不良生活方式）的影响。

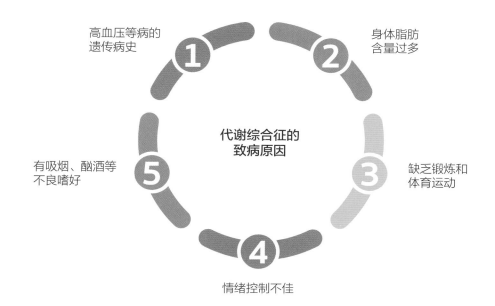

高血压等病的
遗传病史
①

身体脂肪
含量过多
②

代谢综合征的
致病原因

缺乏锻炼和
体育运动
③

有吸烟、酗酒等
不良嗜好
⑤

情绪控制不佳
④

如何摆平相爱相杀的"六兄弟"：
综合治理是根本

代谢综合征属于多基因遗传病，这种遗传病的发生不仅与遗传因素有关，还受外界环境因素的影响。代谢综合征的主要特点是"六高一脂"，即高体重（肥胖）、高血压、高血糖（糖尿病）、高血脂（血脂异常）、高尿酸（痛风）、高胰岛素血症（胰岛素抵抗）和脂肪肝。代谢综合征患者患心脑血管疾病的风险是非代谢综合征人群的3倍，且病死率增加5~6倍。据预计，代谢综合征患者在未来7年里，每8人中就会有1人因代谢综合征而死亡，其中因糖尿病导致的心血管疾病发生的数量是血糖正常者的4.5倍。因此，千万不要小看代谢综合征，一旦发现自己出现了"六高一脂"，要及时寻求医生的帮助，做到早发现、早治疗。

代谢综合征判定标准和分级干预

按照国际糖尿病联盟的判定标准，男性腰围≥90厘米，女性腰围≥85厘米，同时存在以下情况中至少2种，即为代谢综合征。

□ 空腹血糖 ≥ 5.6 毫摩 / 升或医生已诊断为 2 型糖尿病。

□ 收缩压 ≥ 130 毫米汞柱或舒张压 ≥ 85 毫米汞柱，或已开始相关治疗或医生已诊断为高血压病。

□ 血甘油三酯 ≥ 1.7 毫摩 / 升，或已开始相关治疗。

□ 男性血低密度脂蛋白胆固醇 < 1.03 毫摩 / 升，女性 < 1.29 毫摩 / 升，或已开始相关治疗。

目前对于这类患者的治疗一般采取两种方式：一种是重新建立健康的生活方式，改掉原来不良的生活习惯；二是在医生指导下进行药物治疗。

如何干预

重新建立健康的生活方式

1 适当减重，增加运动强度以保持理想体重，不建议久坐不动。

2 改变饮食结构，多吃蔬菜、粗粮。

3 保持良好的心态，遇事沉稳，不争强好胜，不受外界干扰，控制好自己的情绪，不给自己制造紧迫感。

4 少饮酒。

5 戒烟。有研究表明，冠心病的发病率与吸烟数量成正比。

接下来我们以代谢综合征患者为例，制订具体的饮食治疗方案。

首先要计算理想体重，这里采用简易的计算公式：

理想体重（千克）＝身高（厘米）－105

一个人的体重在理想体重的 ±10% 都属于正常范围。

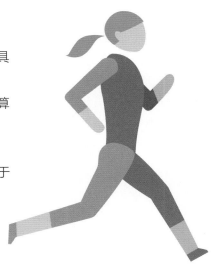

案例分析

假设有一位患者身高是 175 厘米，那么他的理想体重是 70 千克，即 175-105=70（该患者目前体重为 80 千克，想减肥至 70 千克）。

根据该患者的理想体重及工作性质，参考原来的生活习惯等，计算每天需要摄入的总热量。假设该患者为中年人，办公室职员，负责接送孩子上下学、下象棋等，属于轻体力劳动者。对于轻体力劳动者，每天每千克理想体重应该摄入热量为 30~35 千卡，因为劳动量小，这里取 30 千卡，那么该患者每天应摄入的热量为：70×30=2100 千卡。又因为人体消化系统不如二十来岁的年轻人，这里将热量适当减少 20%，此时该患者每天应摄入的热量为 2100 千卡 ×（1-20%）=1680 千卡 ≈ 1700 千卡。

确定食物的种类和含量

碳水化合物按照总热量的 50%~65%，脂肪按照总热量的 20%~30%。根据中国营养学会提供的"中国居民平衡膳食宝塔（2022）"中对不同食物的推荐制订该患者的一日膳食计划。

代谢综合征患者一日膳食计划

时间	食物名称	食材及量	提供热量（千卡）
早餐	鸡蛋	鸡蛋 50 克（1 个）	80
	香菇菜包	小麦粉 50 克	160
		鲜香菇 50 克	13
		青菜 100 克	14
	牛奶	全脂牛奶 300 克	165
午餐	主食	大米 50 克	160
	豆腐炒韭菜	豆腐 90 克	90
		韭菜 100 克	35
	土豆烧鸡	土豆 100 克	90
		鸡肉 70 克	280
加餐	水果拼盘	香蕉 100 克	55
		梨 130 克	55
		苹果 130 克	55
晚餐	黑米饭	大米 50 克	160
		黑米 25 克	80
	香煎带鱼	带鱼 75 克	90
	清炒油菜	油菜 200 克	70

药物治疗

如果全新的生活方式见效慢，心血管疾病高危患者可以考虑配合药物治疗。需要注意的是，对代谢综合征患者采用药物治疗的同时，结合有效的个性化干预，可以很好地帮助患者改变不健康的生活习惯，并建立良好的可以靠自我约束坚持下去的行为习惯。

关于代谢综合征的治疗，概括起来可以从以下三个方向着手：控糖、降压、调血脂。

控糖

二甲双胍可以增强外周组织尤其是肝脏对胰岛素的敏感性，减少肝糖原的输出，使血糖下降。罗格列酮可以促进脂肪代谢，减少脂肪外溢到非脂肪组织，还可以减少游离脂肪酸和甘油三酯，增加高密度脂蛋白胆固醇，提高脂肪以及肌肉对胰岛素的敏感性，降低胰岛素抵抗，有助于控血糖及改善血脂异常。

降压

血管紧张素转化酶抑制剂（ACEI）可以干预肾素—血管紧张素—醛固酮系统，起到全面保护心血管的作用。血管紧张素Ⅱ受体拮抗剂通过阻碍肾素—血管紧张素—醛固酮系统以及激活过氧化物酶体增殖物激活受体，从而减少炎症的发生，增强胰岛素的敏感性。

调血脂

他汀类和贝特类是两种常用的降脂药物。他汀类可以降低低密度脂蛋白胆固醇，对胰岛素抵抗有改善作用。贝特类主要用于改善致动脉粥样硬化的血脂异常，尤其是甘油三酯异常。

高质量睡眠，
提高身体代谢

▲

睡眠质量评估：
你的睡眠合格吗

睡眠状况自评量表

1. 您觉得平时睡眠足够吗？

① 睡眠过多   ② 睡眠正好   ③ 睡眠欠一些

④ 睡眠不够   ⑤睡眠时间远远不够

2. 您在睡眠后是否已觉得充分休息过了？

① 觉得充分休息过了   ② 觉得休息过了   ③ 觉得休息了但还不够

④ 不觉得休息过了   ⑤ 觉得一点儿也没休息

3. 您晚上已睡过觉，白天是否还会打瞌睡？

①0～5天   ② 很少（6～12天）   ③ 有时（13～18天）

④ 经常（19～24天）   ⑤ 总是（25～31天）

4. 您平均每个晚上大约能睡几小时？

① ≥9小时   ②7～8小时   ③5～6小时

④3～4小时   ⑤1～2小时

5. 您是否有入睡困难?

① 0 ~ 5 天　　　② 很少（6 ~ 12 天）　　　③ 有时（13 ~ 18 天）
④ 经常（19 ~ 24 天）　　　⑤ 总是（25 ~ 31 天）

6. 您入睡后中间是否易醒?

① 0 ~ 5 天　　　② 很少（6 ~ 12 天）　　　③ 有时（13 ~ 18 天）
④ 经常（19 ~ 24 天）　　　⑤ 总是（25 ~ 31 天）

7. 您在醒后是否难以再入睡?

① 0 ~ 5 天　　　② 很少（6 ~ 12 天）　　　③ 有时（13 ~ 18 天）
④ 经常（19 ~ 24 天）　　　⑤ 总是（25 ~ 31 天）

8. 您是否多梦或常被噩梦惊醒?

① 0 ~ 5 天　　　② 很少（6 ~ 12 天）　　　③ 有时（13 ~ 18 天）
④ 经常（19 ~ 24 天）　　　⑤ 总是（25 ~ 31 天）

9. 为了睡眠,您是否吃过安眠药?

① 0 ~ 5 天　　　② 很少（6 ~ 12 天）　　　③ 有时（13 ~ 18 天）
④ 经常（19 ~ 24 天）　　　⑤ 总是（25 ~ 31 天）

10. 您失眠后心情（心境）如何?

① 无不适　　　② 无所谓　　　③ 有时心烦、急躁
④ 心慌、气短　　⑤ 乏力、没精神、做事效率低

计分方法

请阅读以上问题,结合近 1 个月内的实际情况,选出适合的答案。每个问题都分 5 级评分,选项①计 1 分,选项②计 2 分,选项③计 3 分,选项④计 4 分,选项⑤计 5 分,分数越高说明睡眠问题越严重。此量表最低分为 10 分（基本无睡眠问题）,最高分为 50 分（睡眠问题最严重）。

觉没睡好，代谢变差

据统计，中国超 3 亿人存在睡眠障碍，你的睡眠还好吗？其实睡眠质量与代谢有着密切关系，觉睡得不好，会影响新陈代谢，严重的还会引起高血糖、高血压、肥胖等代谢综合征。

中国超 3 亿人存在睡眠障碍

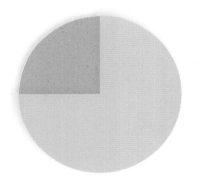

其中超过 **3/4** 的人
晚上 11 点以后入睡

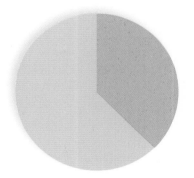

其中近 **1/3** 的人
凌晨 1 点以后入睡

多晚睡觉算熬夜

熬夜是指到了夜晚该睡觉的时候不睡觉。从内分泌角度来说，23 点以后睡觉就算熬夜。由于人体自我修复活动大多在凌晨 3 点以前进行，因此 23~ 次日凌晨 3 点这段时间的睡眠质量非常关键。

晚睡的危害有多大

可能导致人体免疫力下降，身体代谢紊乱。

增加代谢性疾病、精神疾病、癌症等的发病风险。

导致白天困倦、易疲乏。

引发生物钟紊乱、睡眠质量差或失眠。

睡 8 小时 ≠ 睡得好

影响睡眠质量最重要的不是睡眠时长，而是有没有睡够 4~5 个睡眠周期。

睡眠周期从浅入深，每晚有 4~5 个，人就醒了。

注意垃圾睡眠：即使睡着了，全身器官也难以得到休息。

睡眠质量差的表现

- 看电视、电影时会睡着。
- 强迫自己按点睡觉、起床，但这个"点"总是不停变化。
- 自然醒后，强迫延长睡眠时间。
- 晚上不睡，靠白天或双休日补觉。
- 压力大、加班，高强度工作后立马睡觉。

睡得多未必是好事

睡眠时间过长，会降低新陈代谢速度，影响体内废物的排出。

《健康中国行动（2019—2030年）》明确了不同年龄段的睡眠合格时长。

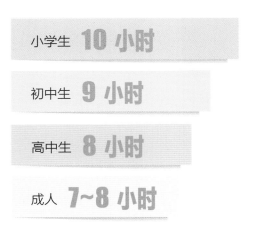

小学生 **10 小时**

初中生 **9 小时**

高中生 **8 小时**

成人 **7~8 小时**

睡眠呼吸暂停潜在风险大

日常生活中，有不少人可能都有打呼噜的情况，人们对此不以为然，但它存在睡眠呼吸暂停的风险，严重时会引发代谢综合征。那么，哪些人群打呼噜需要到医院检查，以避免严重疾病的可能呢？

什么是睡眠呼吸暂停

我们先把"睡眠呼吸暂停"分解一下，"睡眠"是指在睡觉的时候，"呼吸"是指喘气，"暂停"是指持续的喘气突然出现了中断，可能中断几秒钟或者十几秒钟，然后再恢复呼吸。连起来解释，睡眠呼吸暂停就是在睡觉的时候，发生了呼吸的中断，这就是睡眠呼吸暂停的最主要症状。

此外，可能还有如下表现。

夜尿增多，这是由于呼吸暂停导致的，个别患者还会出现遗尿的情况。
头痛，这是由于夜间睡眠时呼吸暂停导致的缺氧引起的。
伴有记忆力衰退、智力下降、脾气暴躁等，严重者可能会导致高血压、糖尿病、冠心病、脑血管疾病。
引发生物钟紊乱、睡眠质量差或失眠。

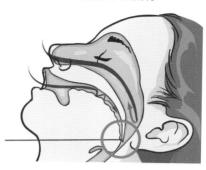

正常气道 | 睡眠呼吸暂停

软腭

小舌

气道阻塞

气体自由通过肺部，进行气体交换，保证机体供养，排出机体代谢产生的二氧化碳

气道阻塞，气体不能进出肺部，就会出现呼吸暂停，造成体内缺氧、二氧化碳潴留，直到把人憋醒，醒来后大口喘气，氧气又开始回升，呼吸暂停又反复发生

睡眠呼吸暂停的高风险人群有哪些特征

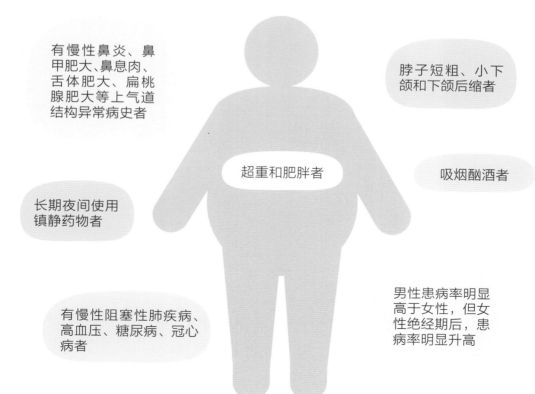

有慢性鼻炎、鼻甲肥大、鼻息肉、舌体肥大、扁桃腺肥大等上气道结构异常病史者

脖子短粗、小下颌和下颌后缩者

超重和肥胖者

吸烟酗酒者

长期夜间使用镇静药物者

有慢性阻塞性肺疾病、高血压、糖尿病、冠心病者

男性患病率明显高于女性，但女性绝经期后，患病率明显升高

睡眠呼吸暂停对健康的危害

睡眠不佳 87%

白天嗜睡 58%
- 引发车祸
- 降低工作效率
- 警觉性降低
- 浑身乏力
- 注意力下降

情绪障碍 58%
- 抑郁症
- 焦虑
- 情绪低落
- 判断力减弱

鼾声大作 80%
- 夫妻关系不和
- 清晨头痛

2型糖尿病 15%
- 胰岛素缺乏和血糖失控
- 58%患有睡眠呼吸暂停

脑卒中 90%
- 脑卒中患者通常患有不同程度的睡眠呼吸暂停

增加心脏压力

高血压 77%
- 睡眠呼吸暂停是继发性高血压的主要原因

冠心病 25%

心律失常 58%
- 4倍于普通人的房颤发病率

162

61%

肥胖

- 由于睡眠时间缩短且质量下降，更愿意进食高热量食物
- 肥胖是引发睡眠呼吸暂停最大的独立风险因素，据估计90%的肥胖男性和50%的肥胖女性患有睡眠呼吸暂停
- 睡眠呼吸暂停的患病率随体质指数的增加而增加

胃食管反流病

- 反酸烧心

60%

中年人性功能障碍

- 性欲减退
- 阳痿

80%

夜尿症

- 夜间频繁小便

48%

76%

充血性心力衰竭

- 中度睡眠呼吸暂停会增加死亡率
- 新患者都需伴有睡眠呼吸暂停

38%

心脏病

30%

猝死

- 睡眠呼吸暂停患者有30%的心脏病发作，成过早死亡的高风险

1. 如果你存在以上危险因素，又合并严重的打呼噜现象，这个时候就应该警惕。
2. 如果想明确自己是否有睡眠呼吸暂停这个问题，建议去正规医院，完善睡眠监测检查，为进一步诊治做准备。
3. 也可以先在家用手机进行睡眠监测。晚上可以打开手机的录音功能，确定自己是否有打鼾情况，以及中间是否有停顿，停顿时间如何。一般一小时停顿不足5次为正常，5~15次为轻度，15~30次为中度，大于30次为重度。

如何拥有黄金睡眠

吃些助眠食物

1　晚餐可以安排些有助于睡眠的食物，比如富含色氨酸的小米、牛奶、南瓜子、香蕉等。

2　充足的 B 族维生素可改善失眠症状。富含维生素 B_1 的食物有燕麦、花生、猪肉、牛奶等；富含维生素 B_6 的食物有动物肝脏、大豆、紫甘蓝、糙米、鸡蛋、燕麦、花生、核桃等；富含烟酸的食物有羊肉、猪肉、花生、小米等。

3　钙和镁并用，是天然的放松剂。补钙的同时也要适量补充含镁丰富的食物，如燕麦、糙米、花生、香蕉等。

4　睡前 3 ~ 4 小时或者更早的时间内就避免食用容易引起兴奋的食物，比如咖啡、浓茶、兴奋性饮料等。

合理运动促睡眠

《2021 年运动与睡眠白皮书》数据显示，运动人群失眠困扰比例仅为 10%。通过适量运动，能够令积攒下来的压力得到释放，促进深度睡眠的形成。

建议每天进行下面这三类运动。

工作期间的"碎片化"运动，如久坐后起来抻抻腿、伸伸腰、做工间操。

每天 30 分钟左右的有氧运动，慢跑、游泳、广场舞等，可以用运动产生的兴奋来抑制工作时的兴奋。

睡前瑜伽、呼吸操等舒缓且带有睡眠诱导性的运动，帮助缓解疲劳，达到全身心放松的目的。

提高睡眠质量的 6 个小技巧

别等困了再睡觉

有很多人不困不睡觉，认为困倦才是应该睡觉的信号。其实，困倦是大脑相当疲劳的表现，若等此时才去睡觉，第二天就会因睡眠不足而感到疲倦、精神不济等。如果长期如此，就会形成睡眠障碍，引起免疫功能低下、内分泌紊乱、焦虑、抑郁、记忆力减退等。因此，不要等困了再去睡觉。应该养成按时就寝的好习惯，这样不仅可以保护大脑，还能提高睡眠质量，减少失眠。

15 分钟的午间小睡

很多上班族经常感到睡眠不足，或者下午工作效率低下，其实可以在中午利用 15 ～ 30 分钟小睡。不用躺下，坐在椅子上闭眼睡 15 分钟就可以了，时间不要超过 30 分钟，超过 30 分钟的小睡就会变成正式睡眠，这样一来重新恢复清醒状态就需要花费很长时间，不仅无益于午后的工作表现，还会使自己存在短时的神情恍惚。而且午睡时间过长会影响晚上的睡眠，容易导致入睡困难、睡眠变浅等。

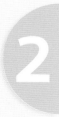

不要过饱或饥饿入眠

晚饭吃太晚或睡前加餐可激活人体消化系统，让人兴奋。如果患有胃食管反流病或胃灼热，睡前更应规避吃任何东西，否则会导致症状恶化。虽说不建议晚上 8 点之后吃东西，但饿着肚子也很难入睡，故晚餐应早点吃、吃足够的食物。

营造助眠的卧室环境

现在很多年轻人喜欢把房间装修得很白，或者采用对比度很强的色彩，追求时尚，这两种类型都不推荐。整体空间的色彩最好淡一点、柔和一点。另外，最好选择遮光性较好的窗帘，以便营造黑而暗的睡眠环境。保持房间通风换气，温度、湿度适宜，才有利于心情舒畅，促进睡眠。

可以适当增加入睡仪式感

培养睡眠仪式感有助于提高睡眠质量。睡前仪式的作用是帮助我们建立一个与时间和行为绑定的信号，每当睡前仪式开始，就会触发睡意。设定睡前仪式并不难，难在坚持执行、养成习惯。可以设定 30 ~ 45 分钟的时间，做一些固定的、惯例性的活动，以便让我们的身心为入睡做好准备，比如：洗漱—做头部按摩—睡眠。

用听书代替深夜看手机

现在手机已经绑定了我们的生活，很多人入睡前都会抱着手机刷刷短视频、看看搞笑段子、了解下时事政治以及娱乐趣闻等。其实，睡前长时间刷手机会导致神经衰弱、记忆力下降，甚至引发失眠。如果条件允许，用手机放些有声读物或舒缓的音乐，让自己的双眼适当地放松休息，远离手机屏幕蓝光的刺激可以在一定程度上缓解失眠，提高睡眠质量。

粉碎朋友圈里关于
代谢与营养的谣言

家常食材食用谣言

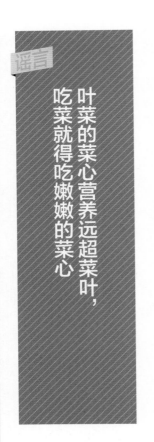

谣言

叶菜的菜心营养远超菜叶，吃菜就得吃嫩嫩的菜心

辟谣：

　　吃大白菜、娃娃菜、圆白菜的时候，人们习惯把外层叶子扔掉，保留"心部"，觉得嫩嫩的菜心好吃又有营养。事实上，对人体有益的多酚类物质、植物色素等主要存在于蔬菜的外层组织、叶片当中。大白菜、圆白菜的外层叶子，其维生素 C 含量比菜心高许多。这是因为，太阳是植物的能量之源，植物的养分合成基地也在接触阳光的地方。所以，烹饪时，叶菜的菜叶、菜心都不要浪费。

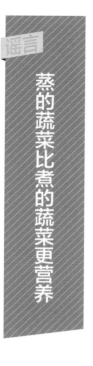

谣言

蒸的蔬菜比煮的蔬菜更营养

辟谣：

烹调方法没有十全十美的，都会有缺点，主要看你重视什么。从保存水溶性维生素角度来说，短时间蒸是最好的。与煮相比，蒸能保持菜肴的原形、原汁、原味，能在很大程度上保留更多的水溶性维生素。这是因为在蒸的过程中，基本处于一个密封的环境中，食材是在饱和蒸汽下成熟的，所以可溶性物质的损失比较少。但是蒸的时间太久，水溶性维生素也易破坏。

从去草酸角度来说，稍煮一下（焯水）更好，因为草酸易溶于水。含草酸多的蔬菜，如菠菜、韭菜、苋菜、木耳菜、竹笋、牛皮菜等适合先焯煮再烹饪。

含草酸少的蔬菜蒸一下营养更完整。一般来说蒸绿叶蔬菜几分钟就可以了，蒸切开的南瓜、土豆、茄子、豆角等需10~20分钟。

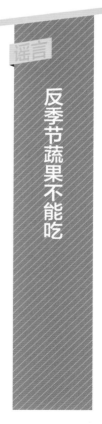

谣言

反季节蔬果不能吃

辟谣：

所谓反季节蔬果，多指大棚里栽培出来的蔬果。尽管与应季蔬果相比，大棚蔬菜的叶绿素、维生素 C、钙、镁、钾等含量会略逊一筹，但总比只吃土豆、萝卜、白菜过冬营养更丰富。与反季节蔬果"和平共处"需要注意下面几点。

1. 无论哪个季节，多吃点新鲜蔬果，都是有益健康的明智之举。

2. 如果有可能，优先选择应季蔬菜，比如春天不一定要吃苦瓜，最好等到大批上市后再吃。

3. 优先选择本地生产的蔬果，不仅成熟度好，营养损失小，价钱也合理。

4. 尽管皮的营养价值较高，但吃长途跋涉而来的"洋"水果，或者表皮特别光鲜的水果，一定更要注意削皮，以免摄入过多农药或其他化学制剂。

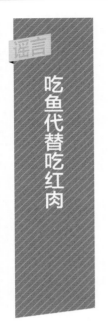

谣言

吃鱼代替吃红肉

辟谣：

　　各种红肉，如猪肉、羊肉等常常会遭到批判，吃多了会增加心脑血管疾病风险，甚至缩短寿命！因此很多人就想着只吃鱼肉等白肉，不吃红肉。要知道，红肉所提供的铁非常丰富，高于鱼肉。健康的做法是红肉和白肉都要吃，最好每天摄入红肉 40~75 克、白肉 40~75 克，相互搭配吃，保证营养的均衡。

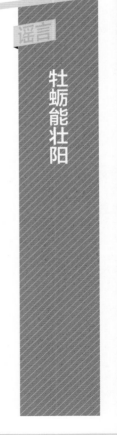

谣言

牡蛎能壮阳

辟谣：

　　锌与精子密度、精子活力、精子数量、前列腺炎均密切相关，锌直接参与精子的生成、成熟、激活和获能。牡蛎中富含锌，如果缺锌，生殖功能会受到损害。基于这一缘由，才有了"牡蛎能壮阳"一说。但是如果本身不缺锌，补了也不会产生额外作用，过量补还可能产生毒性。

　　除了牡蛎，还有很多食物有助于提升精子的质量和活力，比如海参、鳝鱼、泥鳅、鱿鱼、带鱼、鳗鱼、墨鱼等，但也不能夸大任何一种食物的作用，营养均衡才是王道。

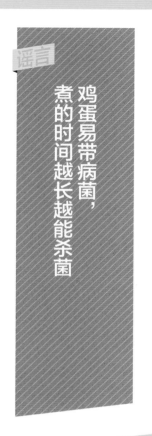

谣言

鸡蛋易带病菌，煮的时间越长越能杀菌

辟谣：

煮鸡蛋的时间太短，其中的抗营养物质、沙门氏菌不能完全去除，食用这样的鸡蛋对身体不利。而煮的时间太长，鸡蛋中富含的维生素 E、不饱和脂肪酸等营养成分不但被氧化，还易产生黑膜即硫化亚铁——鸡蛋中某些含硫蛋白质和鸡蛋中的铁发生反应，从而妨碍铁的吸收。比如，茶叶蛋去壳后，在蛋黄与蛋清接触的地方就有一层黑膜。

一般来说，煮蛋一般在水烧开后小火继续煮 5~6 分钟即可，时间过长会使蛋白质过分凝固，影响消化吸收。另外，有人用煮蛋器煮鸡蛋，也是可以的。炒鸡蛋同样不宜炒得太老，蛋液凝固即可。

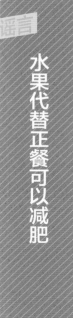

谣言

水果代替正餐可以减肥

辟谣：

用这种方法减肥的人认为水果的热量低，但事实并非如此。水果含糖分较高，又容易吸收，虽然等量的水果比米饭所含热量要低，但是远远高于等量的蔬菜，因此水果需要适量食用。想用多吃水果、不吃正餐的方法减肥，其结果很可能不能减肥反而导致肥胖，还容易出现营养不均衡。科学的减肥应该减量不减餐。

酸奶比牛奶更有利于健康

辟谣：

牛奶，是由挤出来的原奶，经过滤、杀菌、均质等步骤生产出来的。酸奶分原味酸奶和调味酸奶两类。原味酸奶是牛奶、糖（或无糖）、乳酸菌种和增稠剂（或无增稠剂）发酵而成的产品。调味酸奶中加入了果汁、果粒、谷物、椰果等，通常含糖量高于原味酸奶。

从乳糖角度来说，酸奶中的一部分乳糖会发酵产生乳酸，所以含乳糖更少，能大大缓解乳糖不耐受的问题。另外，酸奶中的乳酸和乳酸菌会促进钙的吸收与利用。

所以，综合来说，含糖量较低（食物成分表中碳水化合物数据低，低于11克）、甜味较淡的活菌原味酸奶是有利健康的乳制品选择。但是含糖量高的调味酸奶保健价值并没有纯牛奶好。提醒大家，市售酸奶很多是含糖量较高的，选购时要看食物成分表，优选低糖的。

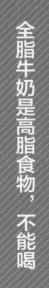

全脂牛奶是高脂食物，不能喝

辟谣：

选择全脂牛奶还是脱脂奶，没有一个绝对的答案。要考虑自己喝多少奶，除了奶之外饱和脂肪酸高的食物摄入是否过多，本人健康状态是否需要严控饱和脂肪酸等。而对大多数体重正常且血脂正常的成年人来说，每天喝一杯全脂牛奶（200～300克）是有益的；对超重、肥胖但尚未患动脉粥样硬化的人，只要血脂达标，也可以每天放心地喝一杯全脂牛奶；对超重、肥胖或明显血脂紊乱的人，特别是已患动脉粥样硬化的心脑血管患者，则以喝脱脂奶为宜。

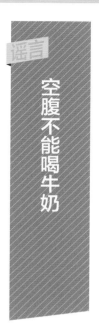

辟谣：

牛奶中含有大量乳糖，只要对乳糖消化正常，完全可以空腹喝牛奶。只有乳糖不耐受的人才不建议空腹喝牛奶。因为他们无法把牛奶中的乳糖分解成葡萄糖及半乳糖，空腹饮用更容易导致肠内堆积大量短链脂肪酸和气体，进而产生腹痛、腹胀、肠鸣、腹泻等问题。

牛奶的蛋白质消化吸收主要并不在胃，胃只是初步消化蛋白质，蛋白质的主要消化吸收过程在小肠。哪怕因为牛奶是流食，胃排空较快，营养也不会浪费。空腹喝牛奶唯一的遗憾是有可能作为供能物质而不是机体修复物质，不够"经济"。

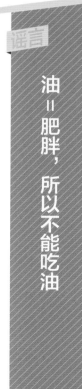

辟谣：

食用油作为人体 70% 的脂肪酸来源，不能绝对避免食用。理论上讲，油并不能直接升高血脂等。有一些人惧怕肥胖、血脂异常等困扰，每天清汤寡水的，长期不吃油，结果导致营养失衡、代谢紊乱、疾病缠身。

对于食用油，我们要关注的是用量和品种，而不是吃不吃。

《中国居民膳食指南（2022）》建议，食用油每人每天摄入宜为 25 克左右。油摄入过多，容易引起血脂异常、动脉硬化等心血管疾病，还会导致肥胖、脂肪肝、糖尿病等慢性病。

食用油分动物油和植物油两类，猪油、牛油等动物油中饱和脂肪酸的含量较高，会加剧动脉粥样硬化，应该首选植物油如大豆油、花生油、玉米油、橄榄油等。此外，还应经常更换油的品种，满足更多营养需求。

辟谣：

烹调用油最好选择植物油，但尽量不要选择椰子油、棕榈油，因为这两种油中饱和脂肪酸的比例与动物油相差无几，甚至高于某些动物油，所以尽量不要选择。摄入过多饱和脂肪酸容易造成血脂升高，继而引起动脉粥样硬化。

最好的方法是不断更换品种，多种油交替使用，这样才能摄取多种脂肪酸。不同的烹饪方式也可以选择不同的植物油，比如炒、煮、炖可以选用花生油、大豆油、玉米油、葵花子油等，凉拌可以用橄榄油、香油、亚麻籽油、紫苏子油。烹调时，油烧至七成热就好，不用等着冒烟，也不应反复使用，以免产生致癌物质。

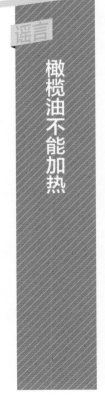

辟谣：

很多人认为橄榄油不能加热，所以不能用于炒菜，就适合直接吃、凉拌吃。其实，橄榄油也是适合加热的食用油之一。豆油、花生油中多不饱和脂肪酸的比例都很大，多不饱和脂肪酸因为饱和度很低，加热容易氧化变质。所以这些油适合冷吃。橄榄油以单不饱和脂肪酸为主，相对来说更稳定。

不过，橄榄油分为初榨和精炼两大类，营养成分上也有所区别。初榨橄榄油未经过精炼，颜色呈黄绿色，其中含有的叶绿素等成分不太适合高温、长时间加热，最好还是用来做凉菜，或仅需轻微加热的菜肴。而精炼橄榄油是经过提炼的，颜色呈黄色，适合用来炒菜。做乱炖之类的菜也可以用橄榄油。

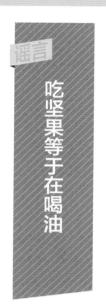

吃坚果等于在喝油

辟谣：

　　从供应营养的角度来说，油脂的营养价值与坚果种子不可同日而语。坚果中含有锌、铁、钙、镁等多种矿物质，以及维生素 E、B 族维生素等。如 100 克白芝麻含钙 620 毫克、100 克大杏仁含维生素 $B_2$1.82 毫克、100 克南瓜子含锌 7.12 毫克……而制成油后，矿物质、B 族维生素、膳食纤维、大部分抗氧化物质，以及一部分维生素 E 都会丧失在榨油和精炼的过程中。所以，油脂属于纯热量食物，而坚果是高营养密度食物。

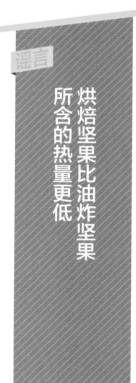

烘焙坚果比油炸坚果所含的热量更低

辟谣：

　　烘焙坚果不一定比油炸坚果所含的热量低。市面上常见的坚果产品主要分为"烘焙"与"油炸"两种加工方式。方便面广告不也拿"非油炸，更健康"做卖点吗？但实际上，二者热量差不多。真正有危险的是吃得太多，不管是什么坚果，吃太多都会导致热量摄入超标。所以，最好把每天的食用量控制在一小把，在种类上也尽可能选择有益于心脏和大脑健康的，比如杏仁和核桃。

饮食习惯谣言

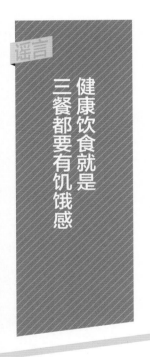

谣言
健康饮食就是三餐都要有饥饿感

辟谣：

《中国居民膳食指南（2022）》建议，"平均每天不重复的食物种类数达到 12 种以上，每周达到 25 种以上（烹调油和调味品不计算在内）"。只要掌握健康膳食模式的基本要求，选用各种食材做成不同口味，这样味蕾就能得到满足。

适当控制进食量有利于长寿，但是不等于每餐都要有饥饿感。如果到了中午或下午四五点钟，你感觉有点饿，说明这一天的进食量是合适的。提倡每顿饭少吃一口，减少一口是管住嘴的起点。什么是一口？8 粒开心果就是一口，10 粒花生米就是一口，半个饺子就是一口。

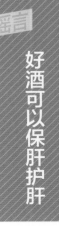

谣言
好酒可以保肝护肝

辟谣：

有的酒号称能保肝护肝，给一些爱喝酒的人提供了喝酒的理由。其实根本就没有这种酒。任何酒，只要含有酒精就一定会伤肝、损肝、毁肝，长期过量饮酒还会严重危害身体健康。所以饮酒要适量、限量，能不喝就不喝。

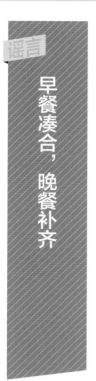

辟谣：

对于上班族来说，早晨时间很紧张，往往只是简单吃点东西就去上班了。不吃早餐或早餐糊弄，容易导致蛋白质、钙、铁、锌、维生素 A 等营养素的摄入不足，而这种不足并不能通过吃午餐或晚餐来补偿。另外，晚餐过于丰盛容易导致热量摄入过多，造成血压、血脂、血糖异常。

健康应从每一天吃好早餐开始，那什么样的早餐才算达标呢？这里有个"硬指标"，即：一顿营养早餐应该具备 5 个条件——有淀粉类食物、优质蛋白质类食物、富含膳食纤维和维生素 C 的蔬果、适量的坚果和健康的烹饪方式。一顿早餐若能囊括一份全谷物主食、一份蔬菜、一份水果、一个鸡蛋或一杯牛奶、一小把坚果，就是"营养全面、充足、均衡的优质早餐"。

合理的膳食结构应是：早餐、午餐和晚餐的供能比分别占一日热量的 30%、40% 和 30%。早餐和午餐应该高质量，高营养，热量适中；晚餐相对清淡一些，适量摄入。

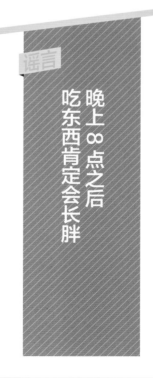

辟谣：

长胖的根源不在于你什么时候吃东西，而是你一天摄入的总热量大于你的消耗了。过量进食，日积月累自然就会变胖。如果你睡前想吃东西，最好回想一下当天都吃了些什么，这些热量有没有被消耗掉。尽量避免边看视频边吃零食的习惯，因为你会在不知不觉中就吃多了。

虽然提倡不吃夜宵，但如果夜里出现明显饥饿感，还是应该及时吃点东西，比如两片苏打饼干或一片烤面包片，有时还要加一杯酸奶或半杯脱脂牛奶。不要因为担心发胖而强忍饥饿，这样反而对身体有害。

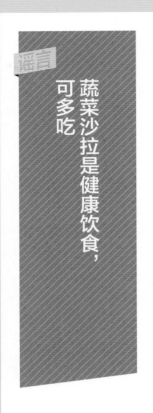

蔬菜沙拉是健康饮食，可多吃

辟谣：

说到健康饮食，不要总想着什么东西不能吃，哪种食物必须吃，而要多想想如何把那些营养素密度高的食材吃够、如何将各类食材合理搭配。每天都要注意控制反式脂肪酸、糖和盐的量，并注意食材多样化。

沙拉也并不如大家想象得那般健康，其主要问题在于沙拉酱上。市面销售的各种沙拉酱无论蛋黄酱、千岛酱还是甜沙拉酱，其油脂含量在 60% ~ 80%，稍不注意就可能导致热量超标。其实沙拉酱可以有更健康的替代品，比如酸奶或自制低脂沙拉酱。

另外，超市里许多包装食品都以"全麦""杂粮"为噱头，却未必真是全谷物。

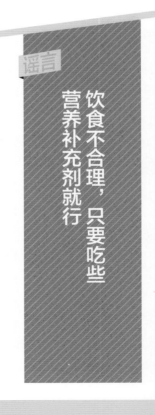

饮食不合理，只要吃些营养补充剂就行

辟谣：

有些人由于生活节奏快、饮食不规律，完全寄希望于靠营养补充剂或者营养强化食品来补充营养。其实这是不对的。营养补充剂并不能替代食物，只能作为膳食营养的额外补充，以弥补营养不足。食用营养补充剂时应注意下面几点。

1. 优先从饮食中获取各种天然营养素。只有当膳食不能满足营养需要时，才可根据自身的身体特点和营养需求选择适当的营养补充剂。

2. 科学选购，合理服用。最好在营养师或医师指导下服用。

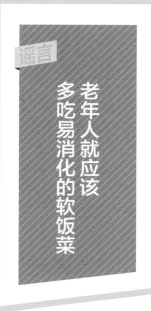

老年人就应该多吃易消化的软饭菜

辟谣：

从营养学角度来说，如果饭菜做得过于软烂，营养流失就会增加。举一个很简单的例子，加热过程中，温度一旦开始升高，维生素就逐渐被破坏，如果加热到100℃，持续20分钟以上，维生素C等就会被破坏殆尽。

饭菜保持一定的硬度，可以增进咀嚼能力，不仅孩子需要锻炼咀嚼，老年人同样需要。咀嚼能使大脑中枢相互关联，加强大脑皮质的活化，从而预防大脑老化和阿尔茨海默病。

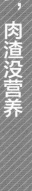

肉汤精华多，肉渣没营养

辟谣：

关于肉汤，有一个流传很久的观点是"肉汤精华多，肉渣没营养"。原因是鸡肉、鱼肉、猪肉等经过长时间炖煮，营养物质都已经释放到汤里，汤不仅味道鲜美，而且营养丰富。至于煮后的畜禽鱼等，其中营养已经所剩无几，是"肉渣""骨渣"。所以，很多人有喝汤弃肉的习惯。其实，大量科学研究证明，肉汤里面的营养很少，不足肉本身的1/10。喝汤弃肉是对食物和营养的极大浪费。

肉汤的营养全部来自肉，肉类中含有水溶性和非水溶性两种营养成分。经过炖煮，汤里只有一些水溶性物质，比如维生素C、钾，还有少量蛋白质会溶出来，但只有1%～2%。肉类所含的绝大多数营养物质是非水溶性的，钙、铁和90%以上的蛋白质等还保留在肉中。

有人说，不能溶在汤里的物质都是不易被人体消化的东西，吃了也没用。这也是错误的观点。对于健康成年人来说，喝汤弃肉是舍本逐末的行为，得到的营养太少了，起不了补铁、补钙、补蛋白质的作用。

健康营养认知谣言

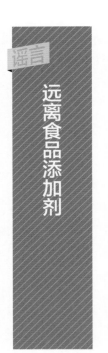

谣言

远离食品添加剂

辟谣：

在超市里，无论是酸甜的糖果、可口的零食，还是软软的面包、酥脆的饼干等，都含有多种食品添加剂。

实际上，现代化食品工业离不开食品添加剂，它有利于食品的保藏和运输，延长食品的保质期，保持食品的营养价值。在我国，只有在《食品添加剂使用标准》当中明确列出的添加剂，才可以在食物当中添加，此外都属于非法添加。国家许可使用的食品添加剂整体安全性上是比较高的，在正常用量下不会引起不良反应。要想真正远离食品添加剂，唯一的方法是自己买新鲜的食材，自己做无添加剂的饮食。

如果没时间自己买、自己做，又要求食物保存时间长、颜色漂亮、口感好，那么也可以心平气和地接受食品添加剂，但应避免过度追求口感、颜色，并仔细看包装上的配料说明，再来选择更安全的食品。

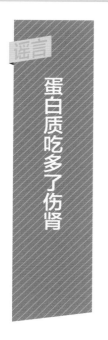

蛋白质吃多了伤肾

辟谣：

蛋白质在人体内代谢产生的含氮副产物，大部分通过肾脏产生尿液排出体外。高蛋白饮食确实会产生更多的含氮副产物，从而增加肾脏的工作量。但是目前没有任何可靠证据表明，健康人的肾脏工作量大了就会导致肾损伤。很多运动员，蛋白质的摄入量高得令人难以想象，但也没发现长期超量摄入蛋白质会对其造成肾损伤。真正危害肾脏的是高糖、高盐饮食，因为糖尿病、高血压是导致肾脏疾病的两大主要原因。

不过，对于已有肾脏问题的人来说，确实应该注意蛋白质的摄入量，不宜大量摄入高蛋白饮食。此时蛋白质食物的来源应该包含一定量高生物价的动物蛋白，尽可能提高食物蛋白质的利用率，减少生成含氮副产物。

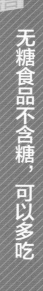

无糖食品不含糖，可以多吃

辟谣：

无糖食品虽然不含蔗糖，其所含的淀粉、脂肪却不可忽略。无糖食品在加工的时候，以高效甜味剂来代替添加糖，而无糖淀粉制品本身有升血糖的危险。另外，无糖食品在制作时为了保证良好的口感会添加很多油，过量摄入容易导致脂肪、热量超标，令人发胖。

最后，也是最糟糕的一点，很多人正是因为"无糖"等标志，就放纵自己吃些本来营养价值不高的食物。各种打着"无糖食品"旗号的产品，让人不知不觉养成爱吃甜食、爱喝甜饮料的坏习惯（一些高效甜味剂本身具有刺激食欲、促进肥胖的作用）。这也是无糖食品带来的最大麻烦。

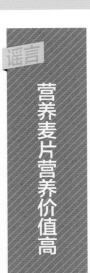

辟谣：

水果麦片、核桃高钙麦片、红枣高铁麦片、中老年营养麦片……真是让人挑花了眼。这些营养麦片真如其名吗？其实并不见得。之所以选择麦片，主要看重的是燕麦的营养保健成分，其中，尤以 β – 葡聚糖这种水溶性膳食纤维为首要功能因子，它有清肠、调节血糖、降胆固醇的好处。然而市面上的营养麦片产品通常含有很多配料。人们本想通过食用麦片来获取燕麦的保健成分，却被植脂末、白砂糖等不够营养的成分抵消掉了。

那什么才是真正营养的麦片呢？一是能通过外观直观看到颗粒较完整的燕麦；二是看营养成分，相比纯燕麦片，所谓"营养麦片"的蛋白质含量较低（在 4% ~ 12%），β – 葡聚糖含量也较低。不仅如此，所谓的"中老年营养麦片"中还含有大量的钠。因此，选购真正营养的麦片就是看配料表，配料中仅标注了"燕麦"两字即可。熬煮麦片，煮后越黏稠，说明 β – 葡聚糖含量越高。

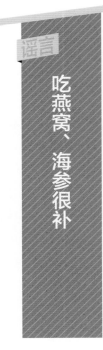

辟谣：

人们总是习惯于把"补"与昂贵联系在一起，觉得吃燕窝、海参等就是大补。

其实，燕窝中含有蛋白质、碳水化合物、少量矿物质，蛋白质是燕窝的主要营养成分，但它含有的蛋白质并不是优质蛋白质，在体内无法完全吸收、利用，还不如各种肉类和大豆等提供的优质蛋白质。

海参是典型的高蛋白、低脂肪、低胆固醇食物，但也不能过于迷信吃海参的补养效果。

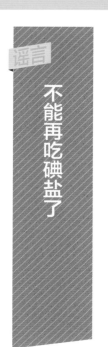

不能再吃碘盐了

辟谣：

我们身边不乏"碘盐无用"论，说目前中国人已经不缺碘了，无须再在食盐中加碘。还有的人怕得甲状腺结节，也不敢吃碘盐。实际上，甲状腺结节跟碘盐之间没有直接关联，而与人的生活压力和情绪密切相关。

碘是人体必需的矿物质之一，它是合成甲状腺激素的重要原料，与人体新陈代谢和生长发育密切相关。如果人体缺碘会引起很多麻烦，比如：胎儿及新生儿缺碘可引起呆小症、自然环境缺碘可引起地方性甲状腺肿。食用碘盐对于预防地方性甲状腺肿效果显著，但是要注意等菜出锅前再放碘盐以防碘丢失。

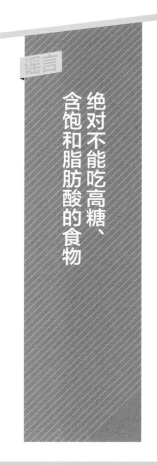

绝对不能吃高糖、含饱和脂肪酸的食物

辟谣：

每天摄入的总热量中，85% 来源于健康食物，15% 可以用来享用满足口腹的食物。这样做，既可以让人们在选择各类食物时更加容易，而且也更人性化、更容易坚持。

比如说，一位成年男性每天摄入热量 2000 千卡，15% 就是 300 千卡，相当于 447 克果料含糖酸奶，或者 48 克炒制葵花子。把对甜食的喜好转化为喝一杯调味酸奶，把对高脂食物的喜好转化为吃一小把葵花子，比吃糖果、蛋糕要合理得多。

只要绝大多数日子遵循健康饮食的要求，每周有一两天吃少量甜食，每个月有两三次享用自己喜爱的大餐，只要不达到暴饮暴食的程度，并不会影响身体健康，口腹和心理也能得到满足。

常见疾病认知谣言

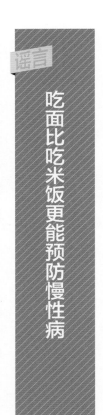

谣言

吃面比吃米饭更能预防慢性病

辟谣：

俗话说"南吃大米北吃面"，关于吃米好还是吃面好的争论从未停歇：吃面比吃米更容易长胖、米饭不如面食有营养、米饭升糖快……其实，如果不考虑其他膳食内容，只考虑主食的热量，那么吃米饭比吃面食更容易控制热量。此外，吃米饭时往往搭配蔬菜，菜吃多了饭量自然会减少，这也是吃面食容易胖的原因之一。

面条以莜麦面、荞麦面为好，如果吃普通面条，建议尽量多配些绿叶蔬菜和肉蛋等，以保证营养均衡。大量面条加少量卤菜或配菜的吃法，不利于预防慢性病。如果只考虑主食种类，不考虑其他食物搭配，对预防慢性病是没有多大意义的。

总体而言，大米和面条都属于碳水化合物食物，多吃都不利于预防糖尿病和心脑血管疾病，也不利于减肥。对于需要减肥和预防慢性病的人来说，减少主食中的油盐，搭配一些全谷物和杂豆，适量用薯类代替主食，多配合荤素菜肴，才是健康吃主食的关键。

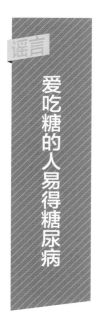

辟谣：

　　爱吃糖会对胰岛素的分泌造成一定影响，但它并不是一个必然的因果关系。有研究表明，高糖饮食人群的糖尿病发生率并不比高蛋白高脂饮食者高。也就是说，吃糖不会直接导致糖尿病。如果已经得了糖尿病，必须严格控制糖类的摄入量尤其是精制糖、添加糖的摄入量，以避免并发症的发生。2型糖尿病的病因比较复杂，遗传因素、高脂饮食、肥胖、少动是主要的促发因素。单单吃糖多，不足以诱发糖尿病。

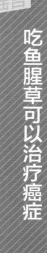

辟谣：

　　鱼腥草含有抗病毒的有效成分槲皮素，国外已有人证实它能抑制一种肉瘤病毒和诱发肿瘤的人疱疹病毒，这也是鱼腥草被大多数人曲解为能抗癌、防癌的主要证据之一。鱼腥草中槲皮素的成分很低，加上其味道不佳，以人们能够吃下去的食物量来看，根本就达不到抗癌作用的有效药物浓度和剂量。除了鱼腥草，车前草、蒲公英等野菜也常被人们盛传能治疗癌症，但目前现代医学并没有发现任何能够有效抗癌的食物，最多是辅助作用。

辟谣：

芹菜含有芹菜素、香豆素等，有一定的调控血压的功效，可辅助降血压，但不能达到人们需要的降压效果。这里，不得不提食物代替药物的问题了。再次强调，食物就是食物，药物就是药物，不能互相替代。

芹菜本身很好，富含膳食纤维，能够增加饱腹感、帮助肠道蠕动，但它不能治病。治疗高血压是专业医生的事情，作为患者，需要第一时间找医生帮忙，谨遵医嘱。

吃芹菜降血压

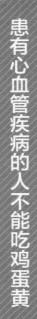

辟谣：

患有心血管疾病的人，体内代谢胆固醇的能力和健康人相比要差一些。但胆固醇也是一种人体需要的营养成分，在体内作为合成神经组织、维生素 D、性激素和胆汁的原料，绝对不吃胆固醇是有害身体健康的。

鸡蛋黄中胆固醇、卵磷脂、硒、B 族维生素含量比较高，所以患有心血管疾病的人可以减少鸡蛋黄的食用量而不是不吃，每周控制在 3~4 个即可。

患有心血管疾病的人不能吃鸡蛋黄

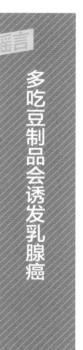

辟谣：

大豆中的大豆异黄酮属于一种植物性雌激素。一提雌激素，很多女性就心怀顾虑，因为过高水平的雌激素有引发乳腺癌、子宫内膜癌、子宫肌瘤的危险。在乳腺癌患者中，确实有一部分患者雌激素水平过高。但人的雌激素与植物性雌激素，在化学结构上完全不同，将患病责任推给豆制品，是没有科学道理的。目前未有明确证据证实，大豆中的植物性雌激素会诱发乳腺疾病。

植物性雌激素对女性体内雌激素水平可起到双向调节作用。当人体内雌激素不足时，它可以起到补充雌激素的作用；而当体内雌激素水平过高时，它又起到抑制作用，相当于降低了雌激素的水平。大量研究都证实，适量吃豆制品可以预防乳腺癌。但是动物性雌激素食品要谨慎摄入，比如，临床上不建议乳腺疾病患者服用蜂蜜、蜂王浆、雪蛤等食品。

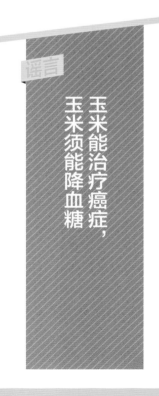

辟谣：

玉米是世界公认的"黄金作物"，其富含的谷胱甘肽、叶黄素以及矿物质硒、镁等都有抗癌作用。所以，玉米的确有助于抗癌，但不是治癌神药。

玉米须中的成分有助于降血压、控血糖，但是研究表明对动物测试有效，却不代表对人有用。煮玉米的时候，最好将玉米最外侧的厚皮剥掉，留下最内层的薄皮，同时保留玉米须，这样可以保留更多的功能成分，还有一种独特的玉米清香。

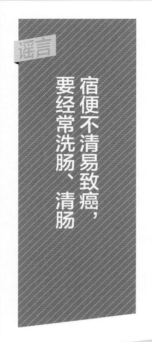

辟谣：

西医不用"宿便"这个概念，至于"宿便会诱发癌症"一说更是无从谈起。便秘会使肠道产生更多的甲烷、氨气和氢气，放屁会臭些，但盲目使用泻药排便，会增大患癌风险。所谓的排宿便产品绝大多数都含有泻药成分（如芦荟、决明子、番泻叶等），洗肠茶基本上也是一些不同成分的泻药，这些泻药成分对肠道的刺激性很强。人为制造腹泻，刺激肠蠕动，从而引起排便，这样会造成肠道功能紊乱，还可能损伤肠黏膜，导致癌变。

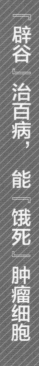

辟谣：

我们要科学辨证地看待辟谷。盲目辟谷对于身体的危害远远大于它所带来的好处。虽然短期辟谷有助于减重，但通过禁食来减肥，人体骨骼肌的丢失远远大于体脂肪的减少，对健康无益。尤其是患病人群自行辟谷，对健康的危害极大。

此外，在民间也一直流行"辟谷可饿死肿瘤"的说法，认为肿瘤细胞较正常细胞代谢旺盛，对营养物质的需求比较多，所以不少肿瘤患者希望通过断食辟谷疗法"饿死"肿瘤。然而，目前无任何证据表明营养支持促进肿瘤生长。机体如果缺乏营养，正常细胞得不到足够的"粮食"就不能发挥其生理功能，人体免疫力会大大下降，而肿瘤细胞仍然会掠夺正常细胞的营养，反而生长、繁殖得更快。结果饿死的只能是患者本人，而不是肿瘤细胞。

附录 **1** 各类食物所含主要营养素

五谷类

常见食物

稻米、小麦、玉米、小米、大麦、青稞、高粱、薏米、燕麦、莜麦、荞麦等。

提供的主要营养素

碳水化合物、蛋白质、膳食纤维、维生素 B_1、钾等。全谷物中含有的 B 族维生素、膳食纤维、铁和必需脂肪酸更多。

薯类

主要品种

红薯、山药、芋头等。

提供的主要营养素

碳水化合物、膳食纤维、钾等。

蔬菜

主要品种

深色蔬菜如油菜、西蓝花、紫甘蓝等；浅色蔬菜如白萝卜、白菜等；水生蔬菜如莲藕、茭白等；菌藻类如香菇、海带等。

提供的主要营养素

β - 胡萝卜素、叶酸、钙、钾、维生素 C、膳食纤维等。

水果

主要品种

仁果如苹果、梨等；核果如桃、杏、枣等；浆果如葡萄、草莓等；柑橘类如橙子、柑橘、柚子等；瓜果类如西瓜、哈密瓜等；热带和亚热带水果如香蕉、菠萝、芒果等。

提供的主要营养素

维生素 C、钾、镁、膳食纤维等。

肉类

主要品种

水产品如鱼、虾、蟹、贻贝等；
畜肉如猪肉、牛肉、羊肉等；
禽肉如鸡肉、鸭肉、鹅肉等。

提供的主要营养素

优质蛋白质、脂类、脂溶性维
生素、维生素 B_{12}、铁、锌、硒等。

蛋类

主要品种

鸡蛋、鸭蛋、鹅蛋、鹌鹑蛋等。

提供的主要营养素

优质蛋白质、磷脂、维生素和
矿物质。

奶类

主要品种

牛奶、酸奶、奶酪、奶粉等。

提供的主要营养素

优质蛋白质、钙、B 族维生素等，
酸奶还提供益生菌。

豆类及其制品

常见食物

黄豆、豆浆、豆腐、豆腐干、
素鸡、豆腐皮、豆芽等。

提供的主要营养素

蛋白质、脂肪、维生素 E、磷脂、
B 族维生素、钙等。

坚果类

主要品种

树坚果如核桃、栗子、杏仁等；
种子坚果如花生、瓜子等。

提供的主要营养素

脂肪及必需脂肪酸、蛋白质、
维生素 E、B 族维生素、矿物
质等，栗子富含淀粉。

油脂类

主要品种

各种植物油和动物油。

提供的主要营养素

脂肪及必需脂肪酸。

通常评价一种食物，大家会用两个维度：热量和营养。所谓"营养密度"，就是这两个维度的相对关系，即食物以单位热量为基础，所含重要营养素（维生素、矿物质和蛋白质）的浓度。在同等热量的情况下，重要营养素含量越高，其营养密度就越大。

营养密度即单位热量食物中某种营养素的浓度。可用以下公式简单表示。

营养密度 = 100 克食物某营养素含量 ÷100 克食物热量

因此，在同等热量的前提下，一种食物中营养越多样，营养素的含量越丰富，其营养价值就越高。

不同食物所富含的营养物质种类并不相同，对于健康的作用也不一样。比如猪瘦肉，除了铁，还有锌、硒等人体容易缺乏的矿物质以及优质蛋白质；白菜中除了铁，还有多种维生素、矿物质及膳食纤维；而红糖，矿物质和维生素很少，却含有大量简单糖。所以，白菜和猪瘦肉的营养密度要比红糖高得多，大家在饮食中要优先选择高营养密度的食物。

适合日常吃的高营养密度食物

高营养密度食物一般是指营养丰富但热量低的食物，比如蔬菜、水果、全谷物（燕麦、藜麦等）、低脂／脱脂奶制品、水产品、瘦肉、蛋类等。日常饮食应首选营养密度高的食物，既能为身体提供适当比例的营养素，又可避免营养过剩。

食物	功效	推荐做法
三文鱼	ω-3 脂肪酸对心脏和血管健康有益	清蒸三文鱼、香煎三文鱼
贝类	低热量、高蛋白	蒜蓉蒸扇贝、蛤蜊豆腐汤
土豆	丰富主食品种	蒸土豆
蓝莓	抗氧化效果好	蓝莓酸奶
蛋黄	促进大脑和视觉功能	煮鸡蛋、蒸鸡蛋

少吃能量密度高的食物

日常饮食中，还应注意少吃、不吃能量密度高的食物。简单来说，能量密度高的食物通常是指那些"个头儿小却含有高热量、低微量营养素"的食物。如一小块炸鸡的热量差不多跟一大盘蔬菜的热量相等，炸鸡块就属于能量密度高的食物。同样是吃饱，吃炸鸡块所摄入的热量远高于蔬菜。热量多了，很容易长胖。

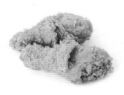
炸鸡腿 150 克
266 千卡

拌什锦蔬菜 150 克
58 千卡
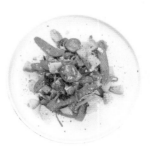